Das permanente warme Wasserbad zur Behandlung grösserer Wunden, insbesondere der Amputationsstümpfe.

Von

B. Langenbeck,
Professor der chirurgischen Klinik zu Berlin.

Abdruck aus Göschen's „Deutscher Klinik“ 1855.

Berlin, 1855.
Druck und Verlag von Georg Reimer.

Unsere Verbandmethoden bei der Behandlung grösserer Wunden, welche in der Regel nach längerer Eiterung heilen, lassen noch immer sehr Vieles zu wünschen übrig. Besonders gilt dieses von der Behandlung der Amputations- und Resectionswunden und der complicirten Fracturen. Die täglich ein oder mehrere Male zu erneuernden Verbände sind eine Qual für den Verwundeten wie für den Chirurgen, und trotz aller Sorgfalt vermögen wir die Verderbniss der Wunde oft nicht zu verhindern. Das Schreckbild der Pyämie weicht nicht von dem Lager unserer Amputirten, bevor die Wunde nicht vollständig vernarbt ist.

Vergleicht man die höchst günstigen Resultate der Amputationen und Resectionen in der Privatpraxis mit denen in Lazarethen, so wird es klar, dass die Gefahren, welche die Luft der Krankenhäuser mit sich führt, auch durch die sorgsamste ärztliche Pflege nicht beseitigt werden können.

Bereits vor einer Reihe von Jahren (Holscher's Annalen Jahrgang 1839) hatte ich darauf hingewiesen, dass ein möglichst vollständiger Abschluss der atmosphärischen Luft und die Erhaltung einer gleichmässigen äusseren Temperatur Hauptbedingungen seien für die ungestörte Heilung der Wunden, und zur Erreichung dieses Zweckes die luftdichte Einhüllung des verwundeten Theils in Wachstaffet anempfohlen. Dieses höchst angenehme und recht allgemein in Gebrauch gekommene Verbandmittel erfüllt aber einen der wichtigsten Zwecke nicht, indem es die Zersetzung des Wundsecretes in der Wunde nicht verhindert.

Im Winter 1854 hatte ich in der Klinik zwei Amputirte an Pyämie verloren, als sich die Nothwendigkeit der Amputation des Oberschenkels bei einem Kranken herausstellte, welchem durch Ueberfahren der Unterschenkel zerschmettert worden war. Nicht amputiren hiess den Kranken einem gewissen Tode überlassen, während die Amputation zu einer Zeit, wo *Erysipelas ambulans* und schlimme Eiterungen an der Tagesordnung waren, den Tod durch Pyämie in sichere Aussicht stellte. In dieser peinigenden Lage hatte ich den günstigen Zeitpunkt für die Operation verstreichen lassen. Die Verjauchung in der Tiefe des Unterschenkels wurde mit jedem Tage schlimmer, und ein heftiger Schüttelfrostanfall hatte uns die bereits eingetretene pyämische Infection verkündet. Um die faulige, in der Tiefe der Wunde, und besonders in der Kniekehle verhaltene Jauche herauszufördern, beschloss ich den Unterschenkel in ein warmes Wasserbad zu legen und in demselben zu lassen. Wir benutzten dazu eine vom Assistenzarzt Hrn. Dr. Fock angegebene und bereits früher zur Anwendung permanenter kalter Wasserbäder bei schweren Verletzungen gebrauchte Zinkwanne. Der gebrochene Unterschenkel wurde auf in der Wanne ausgespannten Gurten gelagert, und diese mit Wasser von 27° R. gefüllt. Der Kranke fühlte sich wohl in dem warmen Bade, und schon am folgenden Tage machte sich eine bedeutende Abnahme des Fiebers bemerkbar. Die Schüttelfröste kehrten nicht wieder, die Verjauchung wich nach wenigen Tagen einer guten Eiterung, und in diesem Augenblick bemühen wir uns, nach längst geheilter Wunde, die durch den Knochenverlust entstandene Pseudarthrose mittelst eingelegter Schrauben zu heilen.

Diese überraschend glückliche Wirkung des permanenten warmen Bades bei einem Verletzten, dessen Tod mir wie allen meinen klinischen Zuhörern als unzweifelhaft bevorstehend erschienen war, liess mich den Entschluss fassen, grössere Operationswunden, und namentlich Amputationsstümpfe, in derselben Weise zu behandeln. Die Zinkwannen wurden, besonders durch die umsichtigen Bemühungen des Hrn. Dr. Fock, verbessert und für Amputationsstümpfe eingerichtet, und von nun an alle geeigneten Operationswunden dem warmen Bade übergeben. Die Beschränkung, welche das permanente Localbad vorläufig auf die Extremitätenwunden finden muss, und die geringe Anzahl der seit jener Zeit in der Klinik vorgekommenen Amputationen sind die Ursachen, dass unsere Erfahrungen noch sehr wenig zahlreiche und unvollständige sind.

Die bisher erzielten Erfolge aber berechtigen zu so schönen Hoffnungen, dass ich eine vorläufige Mittheilung derselben für Pflicht halte. Hr. Dr. Fock wird diesen Gegenstand später in einer grösseren Arbeit umfassender abhandeln und die von ihm angegebenen und verbesserten Apparate genauer beschreiben und durch Abbildungen erläutern.

Die bisher gebräuchlichsten Applicationsweisen des kalten Wassers bei Wunden sind die Kaltwasserüberschläge, die kalten Irrigationen, die kalten Localbäder (Major) und die hydropathischen Einwickelungen.

Das leitende Princip bei den drei erstgenannten Anwendungsarten des kalten Wassers ist Verhinderung oder Beseitigung der entzündlichen Hyperämie. Das kalte Wasser, in der Temperatur von 8—10° R. angewandt, wirkt schmerzstillend, indem es die Erregbarkeit der Hautnerven vermindert. Höhere Kältegrade, z. B. in der Form der Eis- oder Eiswasserfomente, können die Leitungsfähigkeit der sensiblen Nerven aufheben bis zur vollständigen Anästhesie. Ausserdem wirkt es der entzündlichen Hyperämie und Stase entgegen, indem es die lähmungsartige Ausdehnung der Capillargefässe verhindert. Die Kälte, anhaltend angewandt, deprimirt also die Hauptfactoren des organischen Lebens und vermag dieses vollständig zu ertödten. Es sind uns mehrere Fälle zur Behandlung gekommen, wo die anhaltende — 10- bis 14tägige — Anwendung von Eisfomenten bei einfachen Knochenbrüchen eine ausgedehnte Gangrän der Haut veranlasst und die Callusbildung vollständig verhindert hatte.

Es hat also die Anwendung der Kälte ihre Grenzen, über die man nicht hinausgehen darf, und es zeigt sich bei Behandlung der Wunden mit kaltem Wasser sofort, dass, abgesehen von ihrer schmerzstillenden Wirkung, die hohen Kältegrade, längere Zeit unterhalten, nicht gut vertragen werden. Bei Behandlung der Kopfverletzungen und drohender Encephalitis, der Ophthalmien und traumatischen Gelenkentzündungen würden wir die Eis- oder Eiswasserfomente nicht gern entbehren, indem wir sie für das kräftigste Mittel halten, um Entzündung zu verhindern oder zu beseitigen. Auch kann man hier, besonders am Kopf, die hohen Kältegrade längere Zeit hindurch mit dem besten Erfolge anwenden. Es ist aber wohl zu berücksichtigen, dass in den letztgenannten Fällen das verletzte Organ, Auge, Hirn, Gelenk, nicht so unmittelbar von der Kälte berührt wird, wie es der Fall ist, wenn Hautwunden in dieser Weise behandelt werden.

Die Haut verträgt die anhaltende Einwirkung niederer Temperaturen, z. B. von 6—8—10° R. nicht gut, besonders wenn sie verwundet ist. Mag immerhin der unvermeidliche Temperaturwechsel bei Erneuerung der kalten Fomente die Veranlassung sein, so zeigt doch die tägliche Beobachtung, dass die kalten Ueberschläge, längere Zeit angewendet, aufhören dem Kranken angenehm zu sein, und dass sie Empfindlichkeit und entzündliche Infiltration der mit ihnen in Berührung gewesenen Hautstellen hervorrufen, in ähnlicher Weise, wie von der Kälte erstarrte Theile beim Uebergang in die Temperatur des Zimmers anschwellen und entzündet werden. Aus diesem Grunde wende ich auch bei Distorsionen der Gelenke und drohender Gelenkentzündung die Eiswasserüberschläge oder Eisblasen niemals auf die blosse Haut an, sondern umgebe zuvor das Gelenk mit einer genau angelegten Flanellbinde, und wende auf diese die Eisblase an. Bei Anwendung der Eisblasen auf verwundete Hauttheile sollte man stets dem Beispiel Stromeyer's (Maximen d. Kriegsheilk. 1. S. 385) folgen, und zwischen ihnen und der Haut Leinwandcompressen, oder, wie ich es mehrfach gethan, ein in Mandelöl getränktes Leinwandläppchen auflegen.

Behandelt man grössere Wunden mit Kaltwasserüberschlägen, so wird man stets finden, dass die Kälte nur während der ersten 24 bis 36 Stunden dem Kranken angenehm ist, später aber, und besonders bei beginnender Eiterung, ein Gefühl von Unbehaglichkeit und Frösteln verursacht. Der Kranke erneuert die kalten Compressen instinctiv nicht so häufig mehr, und wenn man diese untersucht, so wird man sie warm finden.

Die kalten Localbäder leisten Vortreffliches bei Behandlung grösserer Wunden, z. B. Zerschmetterungen und Zerreissungen von Extremitätentheilen mit oder ohne gleichzeitige Fractur. Man kann hier aber leicht in die Täuschung verfallen, dass man kältere Bäder anzuwenden glaubt, als sie es in Wirklichkeit sind. Legt man nämlich einen Arm oder ein Bein in kaltes Wasser von 8° R., so wird man die Temperatur desselben schon nach wenigen Stunden durch die vom Körpertheil abgegebene Wärme auf 15—20° gestiegen finden. Sucht man durch häufiges Erneuern des Wassers die niedere Temperatur zu erhalten, so klagt der Kranke über Frösteln, und man kömmt bald dahin, das Wasser weniger häufig zu erneuern, so dass man anstatt der vermeintlichen kalten Bäder in Wirklichkeit laue anwendet. Ueber die Wirkung der kalten Localbäder, d. h. der Bäder von 12—23° R., müssen noch genauere Beobachtungen angestellt werden. In den wenigen Fällen, wo wir sie angewandt (Zerschmetterung von Extremitätentheilen), verhinderten sie allerdings die Entzündung und förderten die Bildung sehr grosser Granulationen. Doch kann man sie bei empfindlichen Kranken niemals längere Zeit, geschweige denn bis zur Heilung der Wunde, fortsetzen. Auch wird das Zustandekommen weitgehender Verjauchungen des Zellgewebes, wie wir in einem Falle beobachtet, dadurch nicht ausgeschlossen.

Das warme Wasser in der Temperatur von 27—30° R. kann in der Form warmer Fomente und Einwickelungen, warmer Irrigationen (Esmarch) und des warmen Bades angewendet werden.

Die Fomente mit warmem Wasser können zwar, meiner Erfahrung nach, die amylum- und pflanzenschleimhaltigen warmen Cataplasmen nicht überflüssig machen, sobald es sich um die Förderung der Eiterung bei schmerzhafteu Entzündungen und um die Maturation von Abscessen handelt. Auf grössere eiternde Wundflächen angewandt, leisten sie dagegen nicht nur fast dasselbe, sondern sie verdienen wegen ihrer grösseren Wohlfeilheit, der leichter dabei zu handhabenden Reinlichkeit und wegen ihres geringeren Gewichts entschieden den Vorzug vor den warmen Cataplasmen. Macht man über der Warmwassercompresse eine Umhüllung mit Wachstaffet oder dünner Gutta percha, so kann man eine höhere Temperatur ohne Schwierigkeit längere Zeit unterhalten. Die hydropathischen Einwickelungen vereinigen in sich die Wirkungen der kalten und der warmen Ueberschläge, je nachdem man sie häufiger oder minder häufig erneuert. Bei grösseren eiternden Wunden verbietet die Reinlichkeit ihre Anwendung; für die Behandlung chronischer Gelenkentzündungen und entzündlicher Anschoppungen sind sie ein unschätzbares Mittel, welches ich seit Jahren gleichzeitig mit den ableitenden Hautreizen (Vesicantien) mit dem schönsten Erfolge anwende.

Von überaus wohlthätiger Wirkung sind die warmen Totalbäder. Wir wenden sie nach grösseren chirurgischen Operationen, namentlich nach Exarticulation des Oberarmes, Exstirpation des Schulterblatts, Steinschnitt, bei letzterem schon vom Tage nach der Operation an, täglich 1—2 Mal von $\frac{1}{2}$—1stündiger Dauer mit dem schönsten Erfolge an. Man darf nicht glauben, dass entzündliche Reizung der Wunde und Heftigkeit des Wundfiebers ihre Anwendung contraindicire. Das halb- bis einstündige Bad von 27° R. entzieht dem Körper Wärme, und wirkt daher abkühlend und beruhigend, das Fieber vermindernd. Auch beobachteten wir stets eine Abnahme der Pulsfrequenz und der Hitze, besonders aber eine Verminderung des Wundschmerzes und rasche Reinigung der Wunde bei täglicher Anwendung derselben. Leider stehen ihrer Anwendung, besonders in der Privatpraxis, so oft äussere Hindernisse entgegen, und diesen ist es wohl mehr noch als der Warnung des Celsus: „balneum quoque, dum parum vulnus purum est, inter res infestissimas est“ zuzuschreiben, dass sie so wenig in Gebrauch gekommen sind.

Allgemeiner bekannt, aber immer noch zu wenig gebraucht, sind die temporären warmen Localbäder, welche bei Behandlung des Panaritium im Stadium der Eiterung wohl von den meisten Aerzten in Anwendung gezogen werden. Von besonders wohlthätiger Wirkung sind diese Bäder bei Schusswunden der Extremitäten mit und ohne Knochenverletzung. Vor Beginn der Eiterung vermindern sie die Infiltration und entzündliche Spannung, während derselben fördern sie die Heilung in oft überraschender Weise. Wegen Mangel an geeigneten Wannen habe ich sie im holsteinischen Kriege nur in einzelnen Fällen von Schusswunden der Hand und des Vorderarmes angewendet. Bei Verwundung des Unterschenkels und des Fusses wird die in den gewöhnlichen Wannen anzunehmende senkrechte Stellung der Extremität nicht vertragen.

In grösserem Maassstabe hat Stromeyer die warmen Localbäder bei Schussverletzungen der Extremitäten im Stadium der Eiterung in Anwendung gezogen und zu diesem Zweck mit einem Ausschnitt zur Aufnahme der Extremität versehene Blechkasten gebraucht (Esmarch Resectionen nach Schusswunden. Kiel 1851. S. 23). Der Ansicht Esmarch's, dass die warmen Bäder nicht eher gut vertragen werden, als bis die entzündliche Anschwellung sich grösstentheils verloren habe, muss ich nach meinen Erfahrungen entgegentreten. Der erste Fall, welcher mich veranlasste, das warme Bad anzuwenden, betraf einen holsteinischen Kanonier, welchem, in Folge einer Zerschmetterung der Hand und des Vorderarmes durch eine Kanonenkugel, das verletzte Glied amputirt worden war. Bis zum dritten Tage nach der Amputation entwickelte sich eine heftige phlegmonöse Entzündung des Stumpfs mit den furchtbarsten Schmerzen, die durch Antiphlogose und wiederholte grosse Gaben Morphium nicht gestillt wurden. Die täglich mehrmals wiederholte Anwendung warmer Armbäder, hinterher Einreibungen des Stumpfs mit warmem Mandelöl, besserten diese Erscheinungen fast augenblicklich und riefen in der fast trockenen Wunde eine gute Eiterung hervor. Mit demselben guten Erfolge habe ich auch im Jahre 1850, in der Privatpraxis, bei einer Schussverletzung des Vorderarmes und bedeutender entzündlicher Infiltration desselben zweimal täglich warme Armbäder von halbstündiger Dauer in Anwendung gezogen, und, wie ich glaube, die sonst vielleicht unvermeidliche Dilatation des Schusskanals dadurch vermieden.

Die Anwendung des permanenten warmen Localbades ist zuerst von Stromeyer nach Operation der Blasenscheidenfistel empfohlen worden, um die Operationswunde gegen den Contact des Urins zu schützen. Die Operirte befindet sich in einer zweckmässig construirten, in das Bett eingesenkten Sitzwanne, aus welcher das warme Wasser ununterbrochen abfliesst, während aus einer neben dem Bette aufgestellten Tonne reines warmes Wasser ununterbrochen zufliesst. Den

Schwierigkeiten der Herrichtung eines solchen Apparats in den Krankenzimmern ist es wohl besonders zuzuschreiben, dass dieser geistreiche Vorschlag so wenig zur Ausführung gelangt ist. Allerdings hat die Herstellung eines Bades mit ununterbrochen ab- und zufliessendem warmem Wasser, wie es doch zur Abwendung der ätzenden Einwirkung des Harns von der Wunde erforderlich ist, nicht geringe Schwierigkeiten. Und doch verdienen diese Versuche gewiss wieder aufgenommen zu werden. Die Einrichtung eines solchen Apparats in einem Krankenhause wird immer eine Ersparung zur Folge haben, wenn man die Verderbniss der Betten und die Mühen der Reinigung berücksichtigt, welche mit Blasenscheidenfisteln Behaftete veranlassen.

Bevor ich die Wirkung der von uns angewandten permanenten warmen Localbäder schildere, muss ich eine kurze Beschreibung der von Dr. Fock construirten Zinkwannen und der später besonders für Amputationsstümpfe eingerichteten Apparate vorausschicken.

Die für die oberen Extremitäten construirten Zinkwannen sind von länglicher Form, der Länge des aufzunehmenden Gliedes angepasst. Sie werden neben dem Bette aufgestellt oder in einen Ausschnitt der Matratze dergestalt eingesenkt, dass die Extremität bei bequemer Rückenlage des Kranken im Bette in der Wanne ruhen kann. Die für den Unterschenkel construirte Zinkwanne bildet ein Dreieck, dessen Basis nach oben sieht, dessen Spitze mittelst eines Charniers auf einem Brett beweglich befestigt ist. Mittelst eines am oberen Rande der Wanne befestigten Holzgestells, welches in Vertiefungen der Brettunterlage eingreift, kann die Wanne in jedem beliebigen Winkel geneigt werden. Der ganze Apparat bildet ein doppeltes Planum inclinatum, so dass der im Winkel von etwa 120° flectirte Unterschenkel in der Wanne schwebt, während der flectirte Oberschenkel auf dem zur Stütze der Wanne dienenden, mit Polstern belegten Holzgestell ruht. Im oberen Rande des Deckels, welcher die Wanne genau verschliesst, befindet sich ein Ausschnitt zur Aufnahme der Extremität. Dieser wird äusserlich von einer Manschette aus vulcanisirtem Caoutchouk umgeben, welche um den aus der Wanne hervorsehenden Extremitätentheil geschlagen wird, so dass die Verdunstung und Abkühlung des Wasserbades verhindert wird. In der Wanne sind drei Querfinger breite Gurte aufgehängt, um die Extremität im Bade überall gleichmässig zu stützen und bei vorhandener Fractur Dislocation der Fragmente zu verhindern. Zwei oder mehrere im Boden der Wanne seitlich über Haken befestigte und kreuzweis über die Extremität ausgespannte Gurte verhindern, dass dieselbe, vom Wasser zu sehr gehoben, aus dem Bade hervorrage. Am Boden der Wanne befindet sich das kurze mit einem Hahn verschliessbare Abzugsrohr, an welches ein langes Cautchoukrohr angesetzt werden kann, um das Wasser abzulassen. In dem Zinkdeckel, welcher die Wanne verschliesst, sind zwei durch Schieber verschliessbare Oeffnungen angebracht. Die eine derselben dient zur Aufnahme des Thermometers, die andere zur Aufnahme eines Trichters, um frisches Wasser zugiessen zu können.

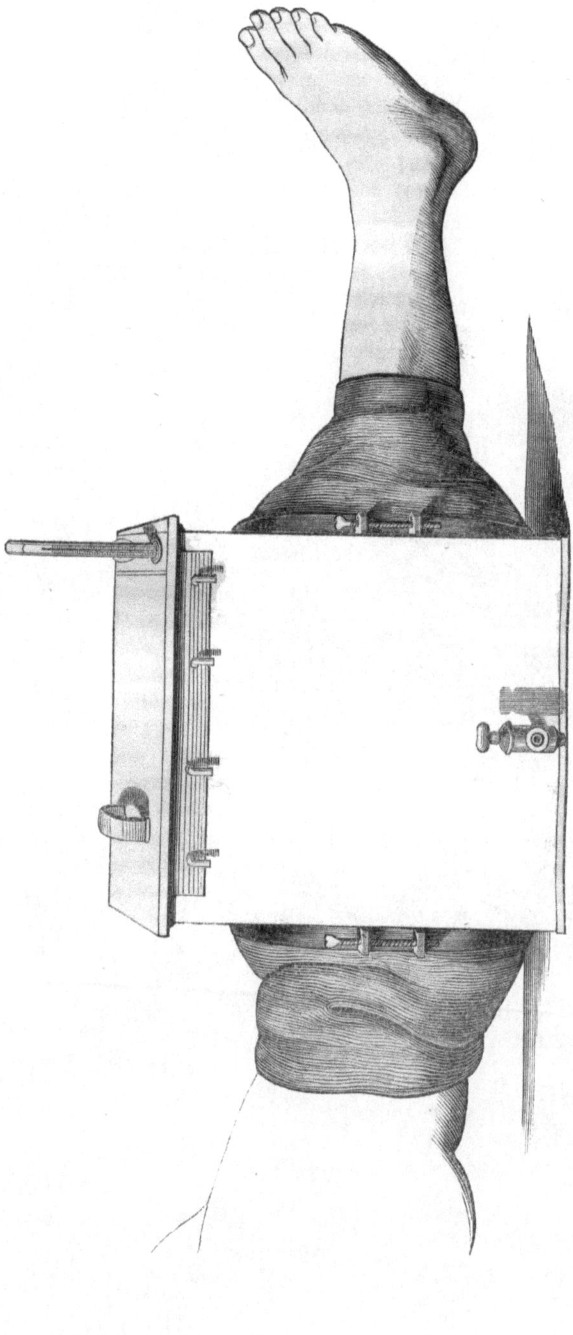

Für Operationswunden und Verletzungen am Unterschenkel und Vorderarm mit Einschluss des Ellenbogengelenks lassen diese Wannen wenig zu wünschen übrig, und dieselben dürften wohl kaum einer erheblichen Verbesserung fähig sein.

Für Verletzungen des Kniegelenks und für Amputationsstümpfe des Oberschenkels sind dieselben natürlich nicht zu gebrauchen, weil in beiden Fällen die Extremität horizontal gelagert werden muss. Um diesen Zweck zu erreichen, haben wir für Amputationsstümpfe des Oberschenkels etwa $1\frac{1}{2}$—2—3' lange und 1' breite Zinkkasten benutzt, die am oberen Ende eine Oeffnung zur Aufnahme des Stumpfes haben. Um den vorspringenden Rand dieser Oeffnung ist eine Manschette von vulcanisirtem Caoutchouk mittelst eines federnden und durch Schrauben anzudrückenden Eisenringes wasserdicht befestigt. Der freie Rand der Manschette umschliesst den Oberschenkel und stellt den wasserdichten Verschluss her. Soll das Kniegelenk im Wasserbade behandelt werden, so ist der wasserdichte Verschluss durch zwei, den Oberschenkel und die Wade umgebende Caoutchoukmanschetten herzustellen.

Zum besseren Verständniss diene die beistehende Zeichnung eines Apparats, wie wir ihn nach Resection des Kniegelenks angewendet haben.

Der Operirte befindet sich im Bett in bequemer Rückenlage, die beiden unteren Extremitäten horizontal neben einander gelagert. Die Zinkwanne ruht auf der Matratze des Bettes, von der Bettdecke verhüllt. Das Kniegelenk nebst dem unteren Drittheil des Oberschenkels und dem oberen Drittheil des Unterschenkels befindet sich im Wasserbade. Der wasserdichte Abschluss wird durch zwei Manschetten von vulcanisirtem Caoutchouk hergestellt, von denen die obere den Oberschenkel dicht oberhalb seiner Mitte, die untere den Unterschenkel dicht unterhalb der Wade genau umschliesst.

Am oberen wie am unteren Ende der Wanne, nahe am Boden derselben, befindet sich eine kreisförmige Oeffnung mit vorspringendem Rande, um welchen die Manschetten von vulcanisirtem Caoutchouk mittelst eines federnden Eisenringes befestigt sind. Indem die Enden des Eisenringes mittelst Schrauben gegen einander gedrängt werden, presst dieser den Rand der Caoutchoukmanschette so fest gegen den vorspringenden Rand der Zinkwanne an, dass der wasserdichte Verschluss hergestellt wird. Der unten am Kasten befindliche Hahn ist zum Ablassen, die im Deckel befindliche, mit einem Schieber verschlossene Oeffnung zum Zugiessen des Wassers bestimmt. Ein Thermometer ist in den Deckel der Wanne eingesenkt. Die zu beiden Seiten am oberen Rande der Wanne befindlichen Haken dienen zur Aufnahme der Gurte, welche, in dem Wasserbade aufgehängt, die Extremität tragen. Aehnliche Haken befinden sich inwendig am Boden der Wanne und dienen zur Aufnahme eines oder zweier Gurte, welche verhindern, dass die Extremität durch das Wasser zu sehr in die Höhe gehoben werde.

Beim Anlegen des Apparats wird zuerst die obere Manschette für den Oberschenkel, indem man sie mit beiden Händen ausdehnt, über die Extremität hinaufgezogen, etwa wie man einen Schnürstrumpf von

Elastique anzieht; sodann wird der Fuss durch den Kasten und die untere Manschette gesteckt, zuletzt die obere Manschette durch festes Anschrauben des Ringes an den Rand des Kastens befestigt. Liegt der Apparat, so spannt man im Innern des Kastens die Gurte aus, welche die unbewegliche Lage der Extremität sichern. Es wird nun das Wasser in den Apparat gegossen, so dass die Extremität vollständig davon bedeckt wird.

Grosse Wunden legten wir stets ohne jeglichen Verband in das Wasserbad. Bei frischen Operationswunden mit grossem Hautdefect bedeckten wir indessen die Wundfläche mit Charpie und machten darüber eine Bindeneinwickelung, um die mögliche Nachblutung zu verhindern. Dieser Verband wurde am Tage nach der Operation wieder entfernt, indem, bei unverrückter Lage des Theils im Bade, die Binden durchgeschnitten und die Charpie abgehoben wurde.

Ist eine Vereinigung der Wunde möglich, wie z. B. bei Amputationsstümpfen, Resectionswunden, so legen wir stets die blutige Naht an, jedoch mit der Cautele, dass die Wunde niemals vom Wasserbade vollständig abgeschlossen werde. Zu diesem Zwecke lassen wir die Wunde, an ihrem einen oder andern Winkel, z. B. da wo die Unterbindungsfäden heraushängen, offenstehen, damit Wundsecret ausfliessen und Wasser in die Wundhöhle eintreten könne.

Im Allgemeinen ist es rathsam, den Apparat nicht eher anzulegen, als bis eine Nachblutung aus der Operationswunde nicht mehr zu fürchten steht. Die Amputationsstümpfe werden daher am besten am Tage nach der Operation, also nach Ablauf von 18—24 Stunden, in das Wasserbad gelegt. In mehreren Fällen sind wir von dieser Regel abgewichen und haben den Apparat unmittelbar nach der Operation, bevor der Operirte aus der Narcose erwacht war, angelegt. Es ist dieses in sofern wünschenswerth, als der aus der Narcose erwachende Kranke nunmehr durch keinen Verband mehr beunruhigt wird und weil die Wundschmerzen im Wasserbade fast null sind. Diese Vortheile verschwinden aber gegen die Unannehmlichkeiten einer Nachblutung, wodurch die Entfernung des Apparats natürlich geboten wird.

Auf die Anlegung der Manschetten von vulcanisirtem Caoutchouk ist die grösste Aufmerksamkeit zu verwenden. Der freie Rand derselben muss die Extremität wasserdicht umschliessen, weil sonst das Bett durchnässt wird, darf aber die Extremität nicht zu fest einschnüren. Diesem Uebelstande kann man vorbeugen, wenn man die Manschetten aus feinem vulcanisirten Caoutchouk wählt und den engeren Rand (welcher in der Abbildung Oberschenkel und Wade umschliesst) so breit anfertigen lässt, dass der Druck auf eine möglichst grosse Hautfläche vertheilt wird.

Dennoch kann selbst durch die gelindeste Einschnürung an fleischigen Theilen (Amputationsstumpf des Oberschenkels) Oedem, an Stellen wo der Knochen nur von Haut bedeckt wird *(Crista tibiae)*, Decubitus und Gangrän entstehen. Nach einer Oberschenkel-Amputation bei einem sehr dürftig genährten und mit hochgradiger Kyphose behafteten

Kranken mussten wir von der Anwendung des Wasserbades abstehen, weil die Einschnürung durch die Manschette ein leichtes Oedem des Stumpfes veranlasste, und in zwei Fällen erregte der den Unterschenkel umgebende Rand der Manschette eine begrenzte Gangrän und Decubitus der Haut. Hoffentlich wird es gelingen, durch eine weitere Verbesserung der Apparate diesen Uebelständen vorzubeugen; bis dahin ist es rathsam, zweimal täglich, beim Erneuern des Wasserbades, genau nachzusehen und den anschliessenden Theil der Manschette auf eine neue, dem Druck noch nicht ausgesetzt gewesene Hautstelle zu verschieben. Um dieses möglich zu machen, dürfte es zweckmässig sein, die Manschetten etwas länger arbeiten zu lassen, als in der Abbildung des Apparates.

Je nachdem es Aufgabe ist, die Schmerzen einer frischen Wunde zu heben, Nachblutung und Entzündung zu verhindern, oder die Granulationsbildung zu fördern, müssen niedere oder höhere Temperaturgrade des Wasserbades zur Anwendung kommen. Weitere Beobachtungen müssen ergeben, ob nicht die Art der Verletzung, Kräftezustand, Alter und Temperament des Kranken für den Temperaturgrad des Bades maassgebend sein werden.

In den Fällen, wo wir Operationswunden sofort in den Apparat legten, begannen wir mit der Temperatur unseres Brunnenwassers von 8—10° R. Bei nicht stattfindender Erneuerung des Wassers stieg die Temperatur desselben in 3—12 Stunden auf 12—15—25° R. Nach Ablauf des ersten Tages schien der Temperaturstand von 25° R. der angenehmste zu sein, später aber, und namentlich bei beginnender Reinigung und Eiterung der Wunde, sagte eine Temperatur von 27—28° R. den Verwundeten am meisten zu, und diese wurde nun unverändert erhalten. Ueberhaupt leitete uns die Angabe des Kranken in der Bestimmung der Temperatur des Bades, und dieses wurde sofort wärmer gehalten, wenn der Kranke über Frösteln klagte.

In dem Wasserbade von 27—28° R. wird dem Körper stets Wärme entzogen. Es hängt also vom Umfang des im Bade befindlichen Körpertheils und von der Temperatur des Zimmers ab, ob die Temperatur des Bades in einer bestimmten Zeit steige oder falle, und es bedarf unter Berücksichtigung dieser Verhältnisse keiner so grossen Aufmerksamkeit, um die dem Kranken angenehmste Temperatur mit sehr geringen Schwankungen unverändert zu erhalten, sei es indem man von Zeit zu Zeit erwärmtes oder kälteres Wasser zugiesst, die Wanne mit einer wollenen Decke verhüllt oder frei stehen lässt. In warmen Sommertagen, bei einer Temperatur des Krankenzimmers von 18—20° R., sahen wir die Temperatur des Bades in 12 Stunden von 27° auf 28—30° R. steigen. Im Winter dagegen sank die Temperatur des Bades, bei + 14° Zimmertemperatur, in 12 Stunden ziemlich constant auf 25—24° R. herab.

Im Allgemeinen genügt es, das warme Wasserbad zweimal täglich, Abends und Morgens, zu erneuern. Bei grossen Wunden oder reichlicher Eiterung muss die Wanne einmal am Tage einer sorgfältigen Reinigung unterworfen werden. Diese beschafft man, indem man, nachdem das Wasser abgelassen, das Innere der Wanne mit Schwämmen, welche an Holzstäben befestigt und mit einer Chlorkalklösung getränkt sind, sorgsam abreibt.

Der verwundete Theil bleibt während der Erneuerung des Bades und der Reinigung der Wanne, von den Gurten getragen, unverrückt in seiner Lage. Eines Verbandes der Wunde bedarf es im Wasserbade nicht. Nur wenn grosse und tiefe Operationswunden nicht frei zu Tage liegen und die Wundöffnung nach oben sieht, so dass das schwerere Wundsecret sich in den abhängigen Theil der Wunde senkt, ist es rathsam, bei jedesmaliger Erneuerung des Bades einen Wasserstrahl in die Wunde zu leiten, um das Wundsecret rein herauszuspülen.

So weit unsere Beobachtungen reichen, können folgende Vortheile des warmen Wasserbades hervorgehoben werden.

1. Verminderung der Wundschmerzen.

Durch die Entdeckung der Anaesthetica sind die Qualen einer Operation uns genommen. Der Ausspruch des Celsus: „Esse autem Chirurgus debet immisericors“ hat seine Schrecken verloren. Es bleibt noch übrig, die Wundschmerzen zu beseitigen. Zum Theil ist diese Aufgabe durch das Wasserbad gelöst. „Der Verwundete, so gross auch die Verletzung sei, äussert im Wasserbade keine Schmerzen; sein Gesichtsausdruck ist ruhig und heiter, und unsere Frage, ob die Wunde schmerze, wurde in der Regel verneinend beantwortet. In zwei Fällen von Verletzung der Extremitäten bei Arbeitern entstanden während der ersten Tage ziemlich lebhafte Schmerzen in der im Wasserbade ruhenden Hand und Fuss, welche beide übrigens nicht verwundet waren. Die massenhafte Abhebung der sehr dicken, im Wasser aufquellenden Epidermis veranlasste diese Schmerzen, die übrigens bald wieder verschwanden. Um die Ueberzeugung zu gewinnen, dass die Wunde im Wasserbade wirklich schmerzlos sei, braucht man nur das Wasser abzulassen. Diesen Act fürchtet der Kranke, und schon nach der ersten Erneuerung des Wassers pflegt er den Wunsch auszusprechen, ihn so viel als möglich abzukürzen. Sobald nämlich die Wunde nicht mehr vom Wasser bedeckt ist, empfindet der Kranke ein von derselben ausgehendes unangenehmes Kältegefühl, und es entstehen Schmerzen, die in einzelnen Fällen einen hohen Grad von Lebhaftigkeit erreichten, aber augenblicklich verschwinden, sobald das warme Wasser wieder die Wunde bedeckt. Bleibt eine grosse Wunde längere Zeit, z. B. eine Viertelstunde lang, der atmosphärischen Luft ausgesetzt, so entstehen allgemeine Frostschauer. Das warme Bad wirkt also in hohem Grade beruhigend auf die verwundeten Nerven. Auf die frische Wunde hat das kühlere Wasserbad von 8—15° R. dieselbe wohlthätige Wirkung. Namentlich haben wir die unmittelbar nach grossen Operationen so oft eintretenden Frostschauer niemals gesehen, wenn der Operirte noch während der Narcose sofort in das Wasserbad gelegt wurde.

Ein fast noch grösserer Gewinn, der besonders bei Behandlung der Amputationsstümpfe hervortritt, ist das Wegfallen der schmerzhaften

Verbände. Seit Jahren haben wir uns der grössten Schonung beim Verbande der Amputationsstümpfe befleissigt, und denselben nicht nur so selten als irgend thunlich erneuert, sondern auch jedes Drücken und Pressen zur Herausbeförderung des Wundsecrets sorgfältigst vermieden. Aber es müsste doch der Stumpf gereinigt, Heftpflaster und Binden erneuert, reine Unterlagen beschafft werden. Alle diese Manipulationen lassen sich nicht ausführen ohne Bewegung und Berührung des Stumpfes und ohne die lebhaftesten Schmerzen. Besonders quälend sind die Verbände bei den oberhalb der Mitte des Oberschenkels stattgehabten Amputationen, indem schmerzhafte Muskelzuckungen und gewaltsame Bewegungen des Stumpfes durch sie veranlasst werden. Eine Reihe von Versuchen, welche ich früher in Kiel machte, um die Amputationsstümpfe des Oberschenkels mittelst Drahthosen, welche das Becken und beide Oberschenkel bis zur Mitte umgaben, in unbeweglicher Lage zu erhalten, mussten wieder aufgegeben werden, weil die erforderliche Reinlichkeit dabei nicht beobachtet werden konnte. Alle diese Zwecke werden nun im Wasserbade auf das Vollständigste erreicht. Bis zur vollendeten Heilung des Amputationsstumpfes bedarf es auch nicht eines einzigen Verbandes — die Nähte lassen sich bei unveränderter Lage unter Wasser entfernen —, und die Reinlichkeit könnte schwerlich durch irgend eine Verbandmethode in demselben Grade erhalten werden. Leider sind unsere Apparate, wie es scheint, für den Amputationsstumpf des Oberschenkels noch mangelhaft, indem die Caoutchouk-Manschette durch Einschnürung Oedem veranlassen kann. Der einzige von uns im Wasserbade behandelte Fall von Amputation des Oberschenkels oberhalb der Mitte kann indessen nicht entscheidend sein, indem der sehr schwache und cachectische Kranke zugleich an hochgradiger Kyphose litt, und eine passende Lagerung im Bette dadurch erschwert wurde.

2. Verminderung des Fiebers.

Das Wundfieber wie auch das sogenannte Eiterungsfieber tritt nicht mit derselben Intensität auf, wenn grosse Wunden sofort im Wasserbade behandelt werden; die Fiebererscheinungen werden vermindert, die Pulsfrequenz nimmt um ein Bedeutendes ab, sobald der verwundete Theil in das Wasserbad gelegt wird. Die gewöhnliche Pulsfrequenz im Wasserbade schwankt nach unseren Beobachtungen zwischen 88 und 96 Schlägen in der Minute. In den ersten Tagen nach grossen Operationen stieg die Pulsfrequenz in mehreren Fällen bis auf 120; sobald aber die Abstossung der Wundfläche und die Eiterung beginnt, erhält sich der Puls ziemlich unverändert in der oben genannten Frequenz. Entfernt man das Wasserbad, so entsteht bisweilen eine sofortige Steigerung der Pulsfrequenz um 10 — 24 Schläge (Fall II.); legt man den Theil wieder in das Bad, so weicht der Puls sehr bald wieder auf die frühere Frequenz zurück. Tritt eine heftigere Entzündung der Wunde ein, oder entwickelt sich von derselben ausgehend eine Zellgewebsphlegmone, wie wir es in einem Falle gesehen haben, so steigerte sich die Pulsfrequenz auf 120—150 unter entsprechender Steigerung der Temperatur des Körpers.

Frostanfälle, wie sie in den ersten Stunden nach grossen chirurgischen Operationen nicht selten einzutreten pflegen, haben wir niemals beobachtet, sobald der Verwundete gleich nach vollendeter Operation in das Wasserbad gelegt wurde. Wohl aber haben wir einmal während der Eiterung einen Frostanfall gesehen, der ein sich bildendes grösseres Eiterdepot anzeigte.

3. Ableitung des Wundsecrets.

So lange die Wunde sich im Wasserbade befindet, wird eine Stagnation und Zersetzung des Wundsecretes vollständig verhindert. Zur Erreichung dieses wichtigen Zweckes ist es aber unerlässlich, dass das Wasser freien Zutritt zu der Wunde habe. Je schlechter und wässeriger das Wundsecret ist, und je abhängiger die Lage der Wunde, um so vollständiger wird die Verhaltung des Wundsecrets verhindert. Bei tiefen und sinuösen Wundhöhlen, z. B. nach Resection des Kniegelenks, bedarf es in der Regel noch einer Reinigung der Wunde bei jedesmaliger Erneuerung des Wasserbades. Diese erreicht man indessen sehr leicht, indem man mittelst einer gewöhnlichen Wundspritze die fester anklebenden oder in Vertiefungen der Wunde angesammelten Exsudatmassen herausspült.

Behandelt man sehr complicirte Verletzungen, z. B. Knochenbrüche des Oberschenkels mit Eröffnung des Kniegelenkes, im Wasserbade, so muss die Wunde nichts desto weniger mit der grössten Sorgfalt überwacht werden. Die Entstehung von Senkungen und Vereiterungen des interstitiellen wie des Unterhaut-Zellgewebes ist auch im Wasserbade möglich, wenn die Hautwunde klein, oder wenn phlegmonöse Entzündung eingetreten ist. Ergiebige Einschnitte sind dann eben so unerlässlich wie bei der gewöhnlichen Behandlung derartiger Wunden.

4. Förderung des Heilungsprocesses der Wunden.

In wie weit die Heilung prima intentione durch das Wasserbad gefördert wird, haben wir noch nicht sicher beobachten können, indem die Mehrzahl der bisher von uns behandelten Wunden für die unmittelbare Heilung nicht geeignet war. Dass dieselbe zu Stande kommen kann, zeigt die .Beobachtung No. II., wo nach Amputation des Unterschenkels dicht unter dem Kniegelenk mittelst des Zirkelschnitts die Hautwunde prima intentione heilte, so weit sie durch Knotennähte vereinigt worden war.

Die Behandlung der Amputationsstümpfe im warmen Bade wird meiner Ueberzeugung nach den grossartigen Vortheil ergeben, dass sich die unmittelbare Verwachsung der Hautränder mit Sicherheit erhalten lässt. Durch genaue Anlegung der Nähte ist dieses freilich auch bei der bisherigen Behandlung zu erreichen, leider aber trennen sich die verheilten Hautränder sehr häufig wieder, sobald die Eiterung in der Wundhöhle des Stumpfes beginnt und in Folge der unvermeidlichen Bewegungen bei Erneuerung des Verbandes.

Legt man frische offene Wunden in das Wasserbad, so zeigen sich an denselben folgende Veränderungen. Die der Wundfläche adhärenten Schichten coagulirten Blutes verlieren sehr bald ihre rothe Färbung, indem das Blutroth vom Wasser aufgenommen wird; die Fibringerinnsel bleiben an der Wunde haften, bis sie, bei eintretender Granulation am 3.—4. Tage, abgestossen werden. Die Wundfläche selbst nimmt schon im Verlauf der ersten 5—8 Stunden nach der Operation eine graugelblich weisse Färbung an, bedingt durch eine der verwundeten Substanz fest adhärirende Exsudatschicht und durch die Verfärbung der Gewebstheile an der Oberfläche der Wunde, welche zur Abstossung kommen müssen. Diese einer Pseudomembran sehr ähnliche Schicht bleibt, bis sie durch die aus der Wundfläche hervorgewachsenen Granulationen abgehoben wird. Eine andere ebenfalls in den ersten Stunden beginnende Veränderung ist die Anschwellung der Wundgegend durch Imbibition von Wasser. So weit die verwundete Extremität sich unter Wasser befindet, zeigt sich an derselben eine Umfangszunahme, die zum grössten Theile von dem aufgenommenen Wasser abhängig ist. Am beträchtlichsten scheint diese Wasserimbibition an der Wunde selbst zu sein, indem diese im Wasserbade stets eine grössere Oberfläche zeigt. Nach der Herausnahme aus dem Bade wird das imbibirte Wasser sehr bald wieder ausgepresst durch die Contraction der Gewebe, und man erstaunt über die Verkleinerung der Wunde, die noch vor wenigen Stunden im Bade eine so viel grössere Ausdehnung zeigte. Diese grosse Menge des alle Gewebsräume durchtränkenden Wassers ist für den ungestörten Fortgang des Heilungsprocesses gewiss von dem grössten Einfluss, indem die Resorption von Exsudaten dadurch gefördert und Störungen in der Capillarcirculation verhindert werden müssen.

Abgesehen von dieser Umfangszunahme bietet die nächste Umgegend der Wunde bis zur vollendeten Heilung keine weiteren Veränderungen. Eine entzündliche Anschwellung der Wundränder, phlegmonöse Röthung derselben haben wir nur dann gesehen, wenn Eitersenkungen entstanden (Fall VII.) oder Nähte zu fest angelegt worden waren (Fall III.).

Schon nach Ablauf des 3. oder 4. Tages beginnt die Exfoliation an der Oberfläche der Wunde, und es wachsen Granulationen aus derselben hervor.

Die bei der Verwundung mortificirte Gewebsschicht wird in Fetzen abgelöst und durch das Wasser sehr bald fortgeschwemmt, und die ganze Wunde erscheint mit grossen, grobkörnigen Granulationen bedeckt. In sehr kurzer Zeit werden tiefe Höhlungen der Wunde dadurch ausgefüllt und freiliegende Knochenenden verdeckt, indem die aus der Markhöhle hervorwachsende Granulationsmasse mit den Fleischwärzchen der Wunde zusammenfliesst. Die Granulationen zeigen im Wasserbade eine Extensität der Entwickelung, wie ich sie niemals zuvor an Wunden beobachtet habe. Das halbklare Aussehen derselben zeigt an, dass ihr grosser Umfang zum Theil von dem durchtränkenden Wasser abhänge, daher sie auch einige Stunden nach Entfernung des Wasserbades sich auf kleinere Dimensionen zurückziehen und ihr klares Aussehen verlieren. Sobald die Wunde mit Granulationen vollständig ausgefüllt ist, beginnt, von den Hauträndern aus, die Narbenbildung. Diese scheint aber im Wasserbade nicht rascher, vielleicht sogar, wegen der extensiv stärkeren Entwickelung der Granulationen, langsamer vorzuschreiten wie ausserhalb desselben, weshalb wir um diese Zeit zu den gewöhnlichen Wundverbänden übergegangen sind. Unsere Beobachtungen über die Heilung granulirender Wunden reichen daher nicht weiter als bis zur Ausfüllung derselben mit Granulationen.

Um den sicheren Beweis zu liefern, dass die Heilung einer Wunde im Wasserbade rascher erfolge, würde eine grosse Anzahl vergleichender Beobachtungen erforderlich sein, wobei dann immer noch in Betracht gezogen werden müsste, dass die Zeitdauer der Heilung ganz gleichartiger Operationswunden überaus verschieden sein kann. Uebrigens sprechen meine bisherigen Beobachtungen zu Gunsten des Wasserbades. In drei Fällen von subcutaner Osteotomie der Unterschenkelknochen (Deutsche Klinik 1854) war die Heilung der Wunde in 5, 7 und 12 Wochen vollendet, während in zwei Fällen von subcutaner Resection der Ankylose des Ellenbogengelenks unter Anwendung des Wasserbades die vollständige Heilung der Wunde vor Ablauf der 4. Woche erfolgte (Fall IV. und V.). Nach einer in Kiel von mir verrichteten Resection des Kniegelenks war die Heilung der Wunde nach 14 Wochen vollendet, während bei der am 21. Juni operirten Kranken (Fall VI.) die Wunde schon jetzt, nach 8 Wochen, bis auf einen schmalen Granulationsstreifen vollständig benarbt ist. Eine im Juli d. J. von Hrn. Dr. Ulrich im St. Hedwigs-Krankenhause unter meiner Assistenz verrichtete Exarticulation im Fussgelenk mit Resection des Fersenbeins (Pirogoff), war unter Anwendung des Wasserbades in 4 Wochen bis auf zwei kleine noch eiternde Stellen vollständig benarbt, und die resecirten Knochenflächen durch Callus bereits fest zusammengelöthet.

Ungeachtet dieser Thatsachen halte ich dennoch die Annahme nicht für zulässig, dass der Heilungsprocess der Wunden im Wasserbade absolut rascher von Statten gehe, als ausserhalb desselben, denn dieselben Wunden können, in der gewöhnlichen Weise behandelt, ebenso rasch, und selbst in noch kürzerer Zeit, heilen. Im Herbst 1848 sah ich bei einem 45jährigen Mann, dem ich wegen *Carcinoma medullare* des Kniegelenks den Oberschenkel in der Mitte amputirt hatte, die Benarbung des Stumpfs nach 10 Tagen vollendet, so dass er in seine Heimath abreisen konnte. In noch kürzerer Zeit (6 — 8 Tagen) sah ich vollständige Heilung durch erste Intention in einzelnen Fällen von Amputation des Fusses in der Continuität des Metatarsus, von Amputation des Unterschenkels dicht oberhalb der Knöchel, und von Exarticulation der Hand mittelst des Zirkelschnitts. So rasche Heilungen dürfen aber immer als seltene Ausnahmen gelten, und können nicht maassgebend sein. Jedenfalls muss ich, nach meinen bisherigen Beobachtungen, dem Wasserbade den Vortheil zuerkennen, dass die Reinigung der Wunde und die Granulationsbildung rascher erfolgt, und dass der Heilungsprocess der Wunden in demselben weit weniger leicht

Störungen erleidet, als bei der gewöhnlichen Behandlung. Den Grund hievon suche ich theils in der erregenden Wirkung des warmen Wassers, theils in der unveränderten Temperatur', in welcher sich die Wunde befindet, wie auch in der steten Ableitung des Wundsecrets und in dem Ausschluss eines unmittelbaren Contacts der Wunde mit der Atmosphäre und den ihr beigemengten schädlichen Stoffen (Miasmen).

Wird man bei Behandlung der Wunden im Wasserbade die pyämische Infection noch zu fürchten haben? — das ist freilich die wichtigste Frage, deren Entscheidung erst nach einer langen Reihe von Beobachtungen möglich ist. Bis jetzt aber haben wir keine Pyämie gesehen, wo die Wunde im Wasserbade behandelt wurde, obwohl die sogleich mitzutheilenden Fälle gewiss geeignet waren, derartige Besorgnisse zu erregen, und einzelne Fälle von Pyämie gleichzeitig sowohl in der Klinik (nach Urethrotomie), wie auch in anderen Krankenhäusern vorkamen.

Erkältung der Wunde, Verhaltung und faulige Zersetzung des Wundsecrets und miasmatische Einflüsse (Luft der Krankenhäuser) sind die Ursachen der Pyämie. Diese Schädlichkeiten lassen sich vollständig ausschliessen bei umsichtiger Behandlung im Wasserbade; dass aber dadurch die Unmöglichkeit des Zustandekommens einer pyämischen Infection sichergestellt sei, lässt sich a priori nicht behaupten. Es giebt ohne Zweifel individuelle Verhältnisse, in der Constitution und fehlerhafter Blutkrase begründet, welche das Zustandekommen der Pyämie bedingen, ohne dass jene äusseren Schädlichkeiten zur Einwirkung kommen. Gegen diese innere Disposition zur Zersetzung wird natürlich das Wasserbad völlig unwirksam sein.

Wenn das Wasserbad die Wunde vor einer längeren, unmittelbaren Einwirkung der Atmosphäre sicherstellt, so ist in Berührung mit dem lufthaltigen Wasser doch eine faulige Zersetzung des Wundsecrets möglich, und selbst unvermeidlich, sobald letzteres in der Wunde zurückgehalten wird. Aus demselben Grunde kann auch eine Zellgewebsphlegmone mit Uebergang in Verjauchung und Gangrän zu Stande kommen (Fall VII.). Eine genaue Untersuchung des verwundeten Theils ist daher um so dringender geboten, als derartige ausgedehnte Eiterungen im Wasserbade bestehen können, ohne dass sie durch erhebliche Zunahme des Fiebers und Schmerzensangaben angedeutet werden.

Unter den im warmen Bade bis jetzt behandelten Verwundungen habe ich nur die folgenden bedeutenderen Fälle auswählen zu müssen geglaubt.

I. Complicirter Splitterbruch des rechten Unterschenkels.

Wilhelm Feitner, 39 Jahre alt, ein gesunder und kräftiger Landmann, war am 17. Januar d. J. überfahren worden. Ein Comminutivbruch der Tibia und Fibula etwa eine Hand breit über dem Fussgelenk, nebst zwei 1″ langen Hautwunden, von denen eine quere an der vorderen, eine längs verlaufende an der inneren Seite des Unterschenkels der Bruchstelle gegenüber sich befand, wurden bei der am 18. Jan. erfolgten Aufnahme des Kranken in die Klinik constatirt. Die Knochen prominirten nicht aus der Wunde, erhebliche Dislocation war nicht vorhanden, dagegen klagte Pat. über lebhafte Schwerzen in der sehr beweglichen Bruchstelle. Diese liessen nach Anlegung eines leichten Schienenverbandes und Lagerung der Extremität im Bruchbett sofort nach. Am 21. Jan. stellten sich Abends lebhafte Fieberbewegungen ein, der Unterschenkel schwoll stark an und war in der Gegend der Bruchstelle heiss und gegen Berührung sehr empfindlich. Aus den Wunden floss ein dünnes Secret aus. *Natron nitric. Ol. Ricini* nach Bedarf.

24. Jan. Die Ränder der Wunden sehen schwarz, necrotisch aus, das Secret ist dünn, grauschwärzlich, übelriechend, der ganze Unterschenkel heiss, gespannt, Fluctuation jedoch nirgends wahrzunehmen. Die Schmerzen sind bei ruhiger Lage unerheblich. Schlaf ziemlich gut, Fieber sehr lebhaft, — Puls 120 Schläge in der Minute, — Temperatur erhöht; wenig Durst, ziemlich guter Appetit, Zunge weisslich belegt. Wegen mangelhaftem Abfluss des Wundsecrets aus der Tiefe wurden beide Wunden dilatirt, und durch dieselben drei lose Knochenfragmente von $\frac{1}{2}$ und $1\frac{1}{4}''$ Länge ausgezogen. Innerlich wurde das *Acidum phosphoricum* gegeben. Die Wundhöhle wurde zweimal täglich mit Chlorkalklösung ausgespritzt und warme Cataplasmen angewendet. Bis zum 26. Jan. hatte sich das Allgemeinbefinden zwar etwas gebessert und die Wunde sich zu reinigen begonnen, allein das Wundsecret war reichlich und von schlechter Beschaffenheit. Ich machte daher an der Innenseite des Unterschenkels, im oberen Drittheil der Wade, eine Gegenöffnung und entfernte ein loses, 1″ langes Stück der Tibia.

29. Jan. Das Allgemeinbefinden war in den letzten Tagen befriedigend, das Fieber bei mässig hoher Temperatur und feuchter Haut nicht stärker gewesen, — 112 Pulse. Die Wunden sahen etwas besser aus, obwohl die Absonderung noch immer reichlich und schlecht war. Der Zustand der Extremität war von der Art, dass die Erhaltung derselben unmöglich erschien. An der Innenseite des Unterschenkels, 3 Querfinger breit über dem *Malleolus internus,* beginnt eine sich in gerader Richtung nach aufwärts erstreckende, gegen 4″ lange Wunde, in deren Tiefe die zackigen Bruchenden der Tibia bloss liegen. Vorn ist ein $1\frac{1}{2}''$ langer Defect in der Tibia. Von der Bruchstelle aus fühlt man das obere Fragment noch in unbestimmter Ausdehnung vom Periost entblösst. Die Wade ist bis in die Kniekehle hinauf infiltrirt. Bei Druck auf dieselbe fliesst ein dünnes, jauchiges Secret aus der Wunde. Fluctuation ist nirgends wahrzunehmen. Ich trug Bedenken, die dringend indicirte Amputation des Oberschenkels vorzunehmen, weil Fälle von Pyämie in der Anstalt vorgekommen waren und die Witterungsconstitution eine sehr ungünstige war. Heute Morgen stellte sich ein ziemlich starker Schüttelfrost ein, der eine halbe Stunde dauerte und von mässigem Schweiss gefolgt war. Pat. sieht collabirt aus. Am

Abend bedeutender Nachlass des Fiebers. Innerlich wurde nun *Liquor Chlori* zum Getränk und eine kräftigende Diät verordnet, die gebrochene Extremität täglich eine halbe Stunde lang in ein warmes Wasserbad gelegt, die Wunde mit *Vinum camphoratum* verbunden.

4. Febr. Neue Frostanfälle sind seitdem nicht wieder eingetreten und es hat sich, unter Abnahme der Fiebererscheinungen, das Allgemeinbefinden in erfreulicher Weise gebessert. Die Wunden sehen reiner aus und granuliren besser, nur von der Wade her lässt sich noch immer ein dünnes, missfarbiges Wundsecret ausdrücken. Von jetzt an wurde die Extremität fast unausgesetzt im Wasserbade behandelt. Vom 5. bis zum 8. Febr. wurde das Bad in der Regel nur den Tag über angewandt und Abends mit einem Schienenverband vertauscht, welcher eine bequemere Lage im Bette gestattete. Vom 8. bis zum 25. Febr. dagegen lag der Unterschenkel ohne alle Unterbrechung im Bade. In den ersten Tagen wurde die Temperatur des Bades zwischen 27—30° R. gehalten, nachdem es sich aber herausgestellt, dass die Temperatur von 27° die angenehmere sei, wurde diese inne gehalten. Der Puls zeigte ziemlich regelmässige Schwankungen, indem seine Frequenz Morgens und am Tage 99—100, Abends 104—108 betrug. Das Allgemeinbefinden war die ganze Zeit über, abgesehen von einem leichten Bronchialkatarrh, welcher während der ersten Tage bestand, vortrefflich, und die Kräfte hoben sich rasch bei einer nährenden Kost und dem Gebrauch der China mit Phosphorsäure.

Die grossen Wunden gewannen schon nach drei Tage langer Anwendung des Bades ein sehr erfreuliches Aussehen. Grosse hellglasige Granulationen mit klebriger, hellgelber Exsudatschicht bedeckt füllten dieselbe aus. Bis zum 15. Febr. schienen die Granulationen etwas derber, fester und röther geworden zu sein, und sie behielten diese körnige derbe Beschaffenheit bis zum 20. Febr., wo die Wundhöhlen schon grossentheils mit denselben ausgefüllt und mit 3—4‴ breitem Narbensaum umgeben waren. Nun aber nahmen die Granulationen wieder das frühere blassere Aussehen an und wurden viel üppiger, während gleichzeitig der ganze Schenkel mehr infiltrirt erschien. Ohne jegliche Entzündung oder eitrige Infiltration der Weichtheile und ohne alle Störung des Allgemeinbefindens erhoben sich die Granulationen gleich hellen Blasen über das Niveau der Wunde, und der ganze Unterschenkel erschien sehr voluminös, wie aufgequollen.

Die Extremität wurde daher am 25. Febr. aus dem Wasserbade genommen und zwischen wattirte Holzschienen gelegt. Schon nach 24 Stunden war das aufgedunsene Aussehen des Unterschenkels verschwunden, die Eiterung an der Bruchstelle sehr reichlich, aber gut. Unter täglichem Bestreichen der Wunde mit *Solut. argent. nitric.* schritt die Benarbung so rasch vor, dass wir am 6. März einen Gypsverband anlegten, um der grossen Beweglichkeit der Bruchstelle entgegenzuwirken. Dieser tränkte sich aber sofort mit Eiter und musste mit Schienverband und Schwebe vertauscht werden.

Am 2. April waren die Wunden bis auf kleine Oeffnungen ganz

geheilt, so dass ein gefensterter Gutta-percha-Verband angelegt werden konnte. Auch dieser musste indessen wieder entfernt werden, weil die beginnende Exfoliation der Fragmente eine stärkere Eiterung veranlasst hatte. Die Exfoliation kleiner Knochenstückchen mit zeitweiser Zunahme der Eiterung währte bis zum 14. Juli. Die Wunde war nun geheilt, die Bruchstelle mit fibröser Zwischenmasse ausgefüllt, welche bei dem grossen Knochenverlust von erheblicher Ausdehnung ist. Um diese Pseudarthrose zu heilen, legte ich am 13. Juli meine Schrauben oberhalb und unterhalb der Bruchstelle in den Knochen ein. Am 17. Juli stellte sich durch den Reiz der Schrauben eine leichte örtliche Reaction mit Fiebererscheinungen — Puls 104 — ein, und die Weichtheile in der Umgegend der Bruchstelle erschienen ödematös infiltrirt. Da das untere Bruchende der Tibia sehr kurz, die untere Schraube demnach unweit des Fussgelenks in den Knochen eingelegt war, und da das letztere etwas empfindlich zu werden anfing, so entfernten wir dieselbe zu Anfang d. M. Die obere Schraube liegt noch heute (23. Aug.) $\frac{1}{2}''$ tief im Knochen, und dieser ist, bei erheblich verminderter Beweglichkeit der Pseudarthrose, durch aufgelagerte Callusmassen schon beträchtlich angeschwollen.

II. Osteosarcoma tibiae dextrae. Amputation des Unterschenkels unter dem Kniegelenk. Heilung im Wasserbade.

Joh. Gather, ein 31 Jahre alter, gesunder Arbeiter aus Höhnow, wurde am 17. Febr. d. J. in meine Klinik aufgenommen. Der Pat. trägt in der Mitte des rechten Unterschenkels, nach innen von der *Crista tibiae*, eine ulcerirte Geschwulst von der Grösse eines Handtellers. Die callösen Granulationsmassen der Geschwulst erheben sich um einen guten Querfinger breit über das Niveau der Haut, und die livid gefärbte Umgebung derselben lässt eine bedeutende Infiltration des Unterhautzellgewebes, wie auch Auftreibung der Tibia durchfühlen. Von der Geschwürsfläche aus gelangt die eingeführte Sonde an mehreren Stellen auf rauhe Knochen. Die nirgends scharf abgegrenzte feste, bei Berührung schmerzhafte, an einer Stelle undeutlich fluctuirende Anschwellung nimmt das ganze mittlere Drittheil des Unterschenkels ein, und reicht an einer Stelle durch die ganze Dicke der Wade. Spontane Schmerzen sind in der Geschwulst fast gar nicht vorhanden, doch ist dieselbe, wie auch die Tibia, gegen Druck empfindlich. Beim Ansetzen des Fusses schmerzt die Geschwulst ebenfalls.

Das Uebel soll als kleine erbsengrosse, nicht verschiebbare Geschwulst auf der Mitte der Tibia seit der Geburt bestanden haben, und mit dem Wachsthum des Körpers allmälig grösser geworden sein, so dass sie im 8. Lebensjahre des Pat. die Grösse eines Hühnereies erreicht hatte. Dieselbe sass fest auf, schmerzte spontan nicht, war aber gegen Druck und Stoss sehr empfindlich. Im 15. Jahre bildeten sich bläuliche Stellen auf der Geschwulst, welche unter Anwendung warmer Cataplasmen aufbrachen und Eiter, später knorpelharte Stücke von

Bohnengrösse entleerten. Dieser Aufbruch erfolgte unter lebhaften Schmerzen und Fieber, und Pat. war gezwungen ein Jahr lang das Bett zu hüten.

Nach Ablauf von vier Jahren heilten die Geschwürsöffnungen von selbst zu, die Geschwulst schien ganz verschwunden, doch blieb der ganze Unterschenkel an der früher leidenden Stelle umfangreicher. Uebrigens kehrte die Brauchbarkeit der Extremität vollständig zurück. Vor einem Jahre traten wiederum ähnliche entzündliche Erscheinungen auf, wie im 15. Lebensjahre, die Geschwulst öffnete sich wieder unter Frostanfällen und sehr lebhaften Schmerzen, und gewann nun allmälig den jetzigen Umfang.

Bei der geringen Erhebung und gänzlich fehlenden Abgrenzung der Geschwulst hätte man das Leiden für eine Necrose der Tibia halten können, und in der That war es einigen Untersuchern so erschienen. Die seit der Geburt bestandene Geschwulst, das Fehlen der Cloaken und die offenbaren Fremdmassen, welche in der Gestalt umfangreicher, callöser Granulationen aus der erkrankten Tibia hervorwucherten, sprachen aber gegen diese Diagnose. Ich fasste daher das Leiden als Knochengeschwulst auf, deren gutartiger Charakter sehr wahrscheinlich sei, und die durch spontane theilweise Necrose, wie sie in Knochengeschwülsten nicht selten vorkommt, eine theilweise Zerstörung erlitten habe. Schwieriger war es, die Indication zur Operation festzustellen; denn wenn auch die Möglichkeit das Bein zu erhalten, wegen der Ausdehnung des Uebels, sehr zweifelhaft erschien, so musste doch zugegeben werden, dass die ausgedehnte Veränderung der Weichtheile zum Theil nur durch entzündliche Infiltration bedingt sein, und dass mit theilweiser Resection der Tibia die Geschwulst vielleicht rein exstirpirt werden könne.

Am 20. Febr. versuchte ich die Exstirpation der Geschwulst, überzeugte mich aber sehr bald, dass das Aftergebilde tief in der Markhöhle der Tibia wurzelte und mit der tieferen Schicht der Wadenmuskeln *(Tibialis posticus)* innigst verwachsen war. Ich machte daher sofort die Amputation des Unterschenkels dicht unter dem Kniegelenk mittelst des Cirkelschnitts. Wegen der hoch hinaufreichenden Geschwulst musste ich den Hautschnitt 2 Querfinger unterhalb der *Tuberositas tibiae* machen. Ein Gehülfe zog die Haut in die Höhe, während ich ihre Verbindungen mit der Fascia trennte; die Knochen wurden dicht unter dem *Capitulum fibulae* durchsägt; die *Arteria poplitea* und ein Muskelast wie auch die *Vena poplitea* mussten unterbunden werden. Die Haut wurde durch die Knotennaht genau vereinigt, in der Mitte des Stumpfs musste jedoch die Vereinigung in der Länge von $\frac{1}{2}''$ unterbleiben, um eine zu starke Spannung der Haut zu vermeiden. Kaltwasser-Compressen, Einwickelung des Stumpfs. Der durch die Operation wenig erschöpfte Pat. klagte beim Erwachen aus der Narcose über mässige Schmerzen im Stumpf. Puls am Abend 84, mässig voll und weich. Nachts guter Schlaf; am folgenden Tage mässige Schmerzen, Puls von 100 Schlägen. Kalte Ueberschläge. Clysma.

22. Febr. Die Nacht ist unruhig und der Schlaf durch lebhaftere Schmerzen gestört gewesen. Puls 108, erhöhte Temperatur. Zunge rein; Oeffnung fehlt. *Ol. Ricini.* Der Stumpf ist nicht angeschwollen, die Wunde secernirt spärlich. Der Stumpf wird in ein warmes Wasserbad von 25° R. gelegt.

23. Febr. Die Wundschmerzen haben seit Anwendung des Bades aufgehört und der Kranke hat die Nacht ruhig geschlafen. Appetit gut, Puls 108, Temperatur normal. Aus der Wunde fliesst etwas Eiter. Die Temperatur des Bades wird auf 27° erhalten.

24. Febr. Allgemeinbefinden unverändert gut, Puls von 116. Keine Schmerzen. Die Weichtheile am Stumpf sind wenig geschwollen. Die Absonderung ist mehr purulent. Die Hautränder sind in der grössten Ausdehnung der Wunde durch erste Intention verheilt, zwei Suturen werden entfernt.

28. Febr. Die letzten Nähte werden entfernt; die Heilung prima intentione ist überall erfolgt, mit Ausnahme der oben erwähnten, $\frac{1}{2}''$ grossen Oeffnung in der Mitte des Stumpfs, welche ganz mit Granulationen ausgefüllt ist.

5. März. Die Pulsfrequenz hat seit dem 25. Febr. stetig abgenommen, beträgt am 2. März 96, heute zwischen 88 und 90 Schläge; das Allgemeinbefinden ist durchaus befriedigend. Schmerzen sind überall nicht vorhanden, nur ein zeitweises Brennen in den Fusszehen der amputirten Extremität und ein Gefühl, als seien die Nägel derselben lose geworden, wird von dem Pat. angegeben.

17. März. Der Stumpf wurde versuchsweise aus dem Wasserbade entfernt, es traten aber sofort Schmerzen in demselben auf, die sogar in der Nacht den Schlaf störten, und es steigerte sich die Pulsfrequenz um 24 Schläge (von 88 auf 112); Pat. fühlte sich unwohl und hatte keinen Appetit.

Am 19. März wurde daher das Wasserbad wieder hergestellt mit sofortigem Nachlass aller Beschwerden; auch der Puls wich innerhalb 24 Stunden auf den früheren Stand zurück. In der Nähe der noch vorhandenen, kleinen Wunde hatte sich ein kleiner Abscess gebildet.

30. März. Die Eiterung hat aufgehört und die Wunde ist bis auf eine Silbergroschen-grosse granulirende Stelle geschlossen. Das Wasserbad wird daher entfernt, ohne dass das Wohlbefinden des Pat. dadurch eine Störung erlitt; nur der Puls erlangte wieder eine Steigerung bis an 104 Schläge, stellte sich am 2. April auf 100 und ging dann wieder herunter. Die letzte Vernarbung ging langsam von Statten, indem die Narbe im Centrum des Stumpfes mehrfach excoriirt wurde.

Das Wasserbad wurde also 35 Tage lang ohne Unterbrechung bei einer Temperatur des Wassers von 27° R. angewandt. Der geheilte Amputationsstumpf liess in der That nichts zu wünschen übrig, indem er, mit Ausnahme einer etwa $\frac{1}{4}''$ grossen runden Narbe im Centrum, überall von gesunder Haut bedeckt war. Für die hohe Amputation des Unterschenkels dürfte der Cirkelschnitt die allein passende Methode sein. Die Haut wird immer ausreichen zur Bedeckung des Stumpfs, wenn man sie 3 Querfinger breit unterhalb *Tuberositas tibiae* durchschneidet und die Durchsägung dicht unterhalb dem *Capitulum fibulae* macht. Höher kann man den Unterschenkel bekanntlich nicht amputiren, weil man bei Exarticulation der Fibula Gefahr läuft, mit ihrer Gelenkkapsel das Kniegelenk zu öffnen. Diese hohe Amputation des Unterschenkels verdient vor der Exarticulation im Kniegelenk entschieden den Vorzug, weil so vielen wichtigen Muskeln (*Rectus femoris, vasti, semitendinosus* etc.) ihre Ansatzpunkte erhalten werden. Die Durchsägung dicht unterhalb *Capitulum fibulae* bietet den Vortheil, dass die *Art. poplitea* oberhalb des Abgangs der *Tibialis antica* durchschnitten wird, und diese letztere Arterie sich nicht, wie bei der etwas tieferen Amputation, durch die Oeffnung in der *Membrana interossea* zurückziehen und die Unterbindung erschweren kann.

Die Geschwulst nimmt das ganze mittlere Drittheil der Tibia ein und sitzt der inneren und hinteren Fläche dieses Knochens auf, indem sie mit dem verdickten Periost innigst verwachsen ist. Die innere Fläche der Tibia, so weit die Geschwulst derselben aufsitzt, ist in einer Ausdehnung von $3\frac{1}{4}''$ des Periost's beraubt und mit zahlreichen Osteophyten besetzt. Die Corticalschicht des Knochens ist an zwei Stellen von der Geschwulst durchbrochen. Die Markhöhle der Tibia ist in Ausdehnung von 3″ beträchtlich erweitert durch Schwund der Corticalschicht und enthält eine Geschwulstmasse von derselben Beschaffenheit wie die äussere. Die Geschwulst lässt sich ziemlich leicht aus der Markhöhle herausheben und ist nach oben und unten scharf gegen das normale Mark abgegrenzt.

Nach der mikroskopischen Untersuchung des Assistenzarztes Herrn Dr. Billroth verhält sich die Geschwulst als Sarcom. Dieselbe besteht aus einem dichten Bindegewebsstroma, in dessen Maschenräumen regelmässige runde Zellen mit Kern und granulirtem Inhalt, $1\frac{1}{2}$ Mal so gross wie Eiterkörper, sich befinden. Auf der Schnittfläche erscheint die Geschwulst von ziemlich festem Gefüge, gleichmässig weisslicher, matt glänzender Färbung und deutlich lappigem Bau. Sie ist arm an Gefässen. Ein wenig dünner Saft lässt sich aus der Schnittfläche ausstreichen. In der Mitte der äusseren Geschwulst, unterhalb der ulcerirten Stelle, befand sich ein Eiterheerd von zerfallenem Gewebe umgeben.

III. Carcinom des Fusses. Exarticulation des Metatarsus. Heilung im Wasserbade.

Der 10jährige Friedr. Vichter wurde am 17. April in die Klinik aufgenommen. Der für sein Alter kräftig entwickelte Knabe sieht gesund aus und soll niemals Erscheinungen der Scrophulose dargeboten haben und, abgesehen von den vor einem Jahre überstandenen Blattern, niemals krank gewesen sein. Vor 5 Jahren entstand ohne bekannte Veranlassung und ohne Störung des Allgemeinbefindens eine feste, schmerzlose Anschwellung auf dem Fussrücken linker Seite, welche langsam und ohne zu schmerzen zu der jetzigen Grösse heranwuchs.

Die beiläufig faustgrosse Geschwulst nimmt den Fussrücken in der Gegend der 3 mittleren Metatarsalknochen ein und grenzt sich nach allen Seiten hin undeutlich ab, die Fusszehen und die Tarsalknochen sind jedoch von derselben nicht erfasst. Die Haut über der Geschwulst ist wenig gespannt, nach vorn etwas dunkler gefärbt und von bläulichen Venennetzen durchzogen. Die Consistenz der Geschwulst ist fest, an der äusseren Seite an einer Stelle weich, fast fluctuirend. Gegen Druck ist dieselbe wenig empfindlich. Die Fusssohle hat in ihrem vorderen Theil die normale Wölbung verloren, springt vielmehr convex hervor, wie bei hochgradigem *Pes planus*, doch lassen sich Geschwulstmassen hier nicht mit Bestimmtheit durchfühlen. Die activen Bewegungen der Fusszehen sind nicht aufgehoben.

Die Inguinaldrüsen linkerseits sind angeschwollen, ebenso eine Drüse am Halse. Es wurde daher *Ol. Jecoris* verordnet und die Compression der Geschwulst nebst Einreibungen von *Ung. Kali jodati* und Fussbädern eine Zeitlang angewandt. In Folge dieser Behandlung trat in Verlauf von 4 Wochen eine Erweichung der Geschwulst ein. Dieselbe wurde fast in ihrer ganzen Ausdehnung fluctuirend, die Hautbedeckung gespannt, livid geröthet, und es traten brennende Schmerzen in der Geschwulst, so wie aus einer excoriirten Hautstelle leichte Blutungen ein.

Eine sichere Diagnose konnte hier nicht gestellt werden, doch neigte ich mich am meisten zu der Annahme hin, dass ein von den Weichtheilen des Fussrückens (Periost, Sehnenscheiden?) ausgegangenes Sarcom die Metatarsalknochen verödet habe.

Am 11. Juni machte ich die Exarticulation des Metatarsus nach Lisfranc, nachdem ich zuvor durch Einsenken von langen Acupuncturnadeln die Gewissheit erlangt hatte, dass die Metatarsalknochen in der Geschwulst vollständig untergegangen waren.

Die Operation konnte rasch vollendet werden; dennoch war die Blutung stark, und es mussten 7 Arterien unterbunden werden. Der Plantarlappen musste kürzer ausfallen, als wünschenswerth, weil der vordere Theil der *Planta pedis* von der Geschwulst durchwachsen war. Die Gelenkflächen der Tarsalknochen erwiesen sich als gesund, nur das *Os cuneiforme secundum* schien an einer Stelle mit der Geschwulst verwachsen gewesen zu sein; dennoch glaubte ich diesen Knochen nicht entfernen zu müssen. Genaue Vereinigung der Wunde durch Knotennähte, Einwickelung mit nasser Binde, kaltes Wasserbad.

Während der ersten 24 Stunden wurde das Wasserbad, in welchem der Stumpf bis zur Wade schwebte, auf 12—15° R. erhalten, dann die Temperatur allmälig auf 24—27° R. gesteigert, und in dieser Höhe bis zum 30. Juni unverändert erhalten. In den ersten Tagen nach der Operation entwickelte sich ein recht lebhaftes Fieber mit bedeutender Steigerung der Temperatur, einem Puls von 120—140, Schlaflosigkeit und Mangel an Appetit. Demungeachtet klagt der Knabe durchaus nicht über Schmerzen. Am 14. Juni zeigte sich der Lappen sammt dem Fussrücken ziemlich stark angeschwollen und leicht geröthet — Erscheinungen, die ich den zu fest zusammenschnürenden Nähten zuschrieb. Die Suturen wurden daher bis auf zwei entfernt, worauf eine rasche Abnahme der Anschwellung und der Fiebererscheinungen eintrat. Eine Eiterung aus der Wundhöhle erfolgte nicht, der Lappen blieb mit dem Stumpf verklebt und bedeckte sich bis zum 26. Juni mit üppigen Granulationen.

Am 30. Juni wurde der Stumpf aus dem Wasserbade genommen, am 12. Juli war die Vernarbung vollständig, und der Knabe fing an im Zimmer umherzugehen.

Die bereits vor der Operation bestehende Anschwellung der Inguinaldrüsen linker Seite hat in der letzten Zeit sehr zugenommen und bildet jetzt eine fast hühnereigrosse, vollkommen bewegliche Geschwulst. Diese wurde am 19. Juli exstirpirt.

Die Untersuchung der Geschwulst des amputirten Fusses ergab eine weiche, dem Markschwamm ähnliche Masse, welche sowohl die Weichtheile auf dem Metatarsus als die Knochen desselben vollständig durchwachsen und zerstört hatte und in die Plantarmuskeln hineingedrungen war. Die Sehnen des *Flexor digitorum* waren jedoch intact geblieben. Die willkürliche Beugung der Fusszehen hatte ein Zurückweichen derselben in Extension zur Folge gehabt, und so erschien es vor der Operation, als ob der Knabe die Zehen zu beugen und zu strecken vermöge, während doch die Strecker vollständig in die Geschwulst aufgegangen waren.

Nach der von Hrn. Dr. Billroth vorgenommenen mikroskopischen Untersuchung bestand die Geschwulst aus sehr blassen, fein granulirten Zellen, welche in einem feinen, gefässreichen Bindegewebsstroma eingebettet waren.

Zu Anfang August's verliess der Knabe geheilt die Anstalt. Der Gang war so wenig behindert, dass es schwer fiel, etwas Mangelhaftes an demselben zu entdecken.

IV. Vollständige knöcherne Ankylose des rechten Ellenbogengelenks. Subcutane Resection. Heilung.

Antonie W., 17 Jahre alt, aus P., wurde im Alter von 3 Jahren von einer scrophulösen Auftreibung des rechten Ellenbogengelenks befallen, welche rasch in Caries überging. Ein gleiches Knochenleiden entwickelte sich bald darnach am 5. Finger der linken Hand und am Metatarsus des linken Fusses. Das Ellenbogengelenk brach an mehreren Stellen auf und stiess unter sehr reichlicher Eiterung mehrere Knochenstückchen aus. Unter einer sorgfältigen allgemeinen und localen Behandlung, namentlich anhaltendem Gebrauch des Leberthrans, und wiederholter Anwendung der Bäder in Kreuznach und Rehme, erfolgte im 5. Jahre eine Heilung der Caries, jedoch mit Hinterlassung einer vollständigen Ankylose des Ellenbogengelenks.

Die junge Dame ist von kleiner Statur und sehr deutlich ausgesprochenem scrophulösem Habitus. Ein scrophulöses Leiden der Schleimhäute, namentlich hartnäckige Coryza mit zeitweiser übelriechender Absonderung, grosse Neigung zu Erkältungen ist noch vorhanden. Am 5. Finger der linken Hand und am linken Fuss finden sich Narben von geheilten Knochengeschwüren. Einzelne Halsdrüsen sind angeschwollen.

Das rechte Ellenbogengelenk ist im Winkel von 110° vollständig ankylosirt; Hand und Vorderarm stehen in vollständiger Pronation unbeweglich. Im Bereich des Ellenbogengelenks, namentlich an seiner Aussenseite, befinden sich ausgedehnte, mit den Knochen verwachsene Hautnarben. *Condylus externus humeri* fehlt grösstentheils und ist mit dem *Capitulum radii* in eine unregelmässige Callusmasse verschmolzen. An der Innenseite des Gelenks vorhandene Narben berechtigten zu der Annahme, dass die Gelenkflächen in ihrer ganzen Ausdehnung durch Knochencallus an einander gelöthet seien. Die Gebrauchsfähigkeit des Armes ist sehr beschränkt: die Hand kann nicht zum Munde geführt werden.

12. Mai. Subcutane Resection des Gelenks. Nachdem Pat. durch Chloroform narcotisirt worden, versuchte ich zunächst, im Beisein mehrerer Aerzte, die Ankylose durch gewaltsame Flexion des Vorderarmes zu trennen. Wie ich es zuvor erwartet hatte, gelang dieses aber trotz bedeutender Kraftanstrengung nicht. Ich führte nun einen $1/4''$ langen, auf die Längenaxe der Extremität quer gestellten Hautschnitt an der Aussenseite des Ellenbogengelenks bis auf die Callusmasse, welche *Condylus externus* mit *Capitulum radii* verband. In der Mitte dieser Wunde, etwa in der Höhe der Gelenkfläche des Humerus, setzte ich meinen Bohrer ein und durchbohrte das ganze ankylosirte Gelenk in querer Richtung. Der aufgehobene Widerstand überzeugte mich, dass das ganze Gelenk durchbohrt sei, und es konnte nun die Spitze des Bohrers unterhalb des *Condylus internus humeri* unter der Haut gefühlt werden.

Mit der in das Bohrloch eingeführten feinen Stichsäge durchschnitt ich nun die Ankylose zuerst in der Richtung nach vorn, sodann in der Richtung nach hinten, und liess dabei das Instrument dieselbe krumme Linie durchlaufen, welche von der Gelenkfläche der Ulna gebildet wird, um die das Gelenk bildenden Epiphysen so wenig als möglich zu verletzen und nur die Callusmasse zwischen denselben zu durchsägen. Bei einiger Kenntniss des Gelenks und Uebung in der Handhabung der Stichsäge ist dieses Manöver keineswegs so schwierig, als man glauben sollte. Es ist ein grosser Vorzug meiner Stichsäge, dass man die Richtung des Schnittes jeden Augenblick und in jeder beliebigen Weise verändern, und also von einem Ausgangspunkte und ohne im Sägen abzusetzen, Curven und vollkommene Kreise mit derselben beschreiben kann. Nachdem nun der grösste Theil der Ankylose durchsägt worden, trennte ich die noch vorhandenen, jedenfalls sehr dünnen Callusbrücken durch gewaltsame Flexion des Vorderarmes. Dieses geschah unter deutlich hörbarem Krachen, und es konnte nun der Vorderarm sofort beinahe vollständig gestreckt und im spitzen Winkel flectirt werden. Das Olecranon wie die übrigen Knochen des Gelenks hatten keine wahrnehmbare Formveränderung erlitten, so dass wahrscheinlich nur Callusmassen getrennt, nicht aber eine Fractur der Gelenkenden entstanden war. Die höchst unbedeutende Blutung stand nach beendigter Operation. Der Arm wird sofort in ein Wasserbad von 25° R. gelegt. Dem Erwachen aus der Narcose folgte eine bedeutende Aufregung, wie sie bei nervös reizbaren Individuen nicht selten beobachtet wird, die Wunde schmerzte jedoch nicht bedeutend. *Morphii acetic.* gr. $^1/_6$.

14. Mai. Pat. hat die Nacht ruhig geschlafen, ist ganz frei von Schmerzen, fiebert nicht — 72—75 Pulse. Anschwellung des resecirten Gelenks ist nicht wahrzunehmen; Bewegung verursacht jedoch Schmerzen. Appetit ist vorhanden.

15. Mai. Der Zustand ist unverändert. Bei ruhiger Lage des Armes im Bade sind überall keine Schmerzen vorhanden, doch werden sie durch Bewegung des Gelenks in lebhafter Weise angeregt. Anschwellung des Gelenks ist nicht vorhanden, doch erscheint der ganze im Bade befindliche Arm etwas infiltrirt (durch Wasserimbibition). Das Wasser wird zweimal täglich erneuert und constant in der Temperatur von 27° erhalten, welche der Patientin die angenehmste ist. Das Allgemeinbefinden ungestört. Puls 72.

17. Mai. Pat. will in der Nacht lebhaft gefiebert und Schmerzen im Gelenk gehabt haben; es entsprechen aber die am Morgen wahrnehmbaren Erscheinungen dieser Angabe nicht. Das Gelenk ist kaum merklich geschwollen, schmerzt nur bei Bewegung, und es fliesst dann etwas dicker Eiter aus der kleinen Wunde aus, die bereits mit Granulationen ausgefüllt ist. Puls 86, Zunge leicht belegt; wegen mangelnder Stuhlausleerung Congestionen zum Kopfe. *Ol. Ricini.* Kalisaturation. Abends Clysma.

26. Mai. Das Allgemeinbefinden der Pat. ist seitdem unverändert gut gewesen. Puls 75—80. Schmerzen waren nur bei den zeitweise im Wasserbade vorgenommenen Bewegungen vorhanden. Die Weichtheile in der Umgebung des Gelenks sind stärker ödematös, die Granulationen der schon sehr verkleinerten rundlichen Wunde bilden eine klare grobkörnige Masse; ebenso sind die alten Narben stark ödematös. Der Arm wird daher heute aus dem Bade genommen, mit warmem Mandelöl eingerieben und mit einer Flanellbinde eingewickelt auf rechtwinklig gebogener Schiene gelagert.

28. Mai. Die Anschwellung des Armes hat sich verloren; die kleine Wunde eitert sehr wenig und ist der Vernarbung nahe. Bewegungen des Gelenks sind immer noch sehr schmerzhaft und veranlassen jedesmal eine kleine Blutung aus der Wunde.

9. Juni. Die Wunde ist seit mehreren Tagen vernarbt. Um ausgiebigere Bewegungen des Gelenks anstellen zu können, wurde Pat. wiederum durch Chloroform betäubt. Die Flexion des Vorderarmes liess sich nun so vollständig machen, dass die Hand auf die Schulter gelegt werden konnte, die Extension war beinahe vollständig. Beim Erwachen aus der Narcose äusserte Pat. sehr lebhafte Schmerzen, weshalb der Arm in ein Wasserbad von 25° gelegt wurde. Die Schmerzen verloren

sich nun sehr bald, es entwickelte sich aber unter leichter Anschwellung des Gelenks ein Abscess an der Innenseite desselben, welcher geöffnet wurde und dann in wenigen Tagen wieder heilte. Ich veranlasste nun die Pat. zum Gebrauch der Soolbäder nach Rehme abzureisen. Der Vorderarm stand nun im rechten Winkel, konnte durch den Willen der Pat. bis zum spitzen Winkel flectirt und aus diesem wieder in den rechten zurückgestellt werden; eine weitere willkürliche Extension liess die Empfindlichkeit des Gelenks nicht zu.

V. Knöcherne Ankylose des rechten Ellenbogengelenks. Subcutane Resection. Heilung.

Marie Jurisch, 19 Jahre alt, von zartem Körperbau, wurde am 14. Mai in die Klinik aufgenommen. Schon in ihrer frühesten Kindheit hatte sie an Kopfausschlägen, Augenentzündungen und Anschwellung der Lymphdrüsen gelitten und überhaupt vielfach gekränkelt. In ihrem 3. Lebensjahre wurde sie von einer Entzündung im rechten Ellenbogengelenk befallen, welche mit unvollständiger Ankylose endigte, so dass der Arm nicht über den rechten Winkel hinaus extendirt, wohl aber etwas weiter flectirt werden konnte. In ihrem 10. Jahre war die Tenotomie des Biceps gemacht und versucht worden, durch orthopädische Behandlung die Beweglichkeit des Gelenks wiederherzustellen, jedoch ohne jeglichen Erfolg, vielmehr wurde die Flexion noch mehr beschränkt, als sie es vorher gewesen war. Von Zeit zu Zeit traten neue Entzündungen im Ellenbogengelenk auf, die zwar stets glücklich beseitigt wurden, aber doch endlich eine vollständige Ankylose des Gelenks herbeiführten.

Das rechte Ellenbogengelenk ist im rechten Winkel vollständig ankylosirt. Pro- und Supination ebenfalls aufgehoben. Die Hand steht in Pronation, bei welcher der *Processus styloideus ulnae* stark hervortritt. Druck auf diesen Knochen und auf den *Condylus externus humeri* ist sehr schmerzhaft. Der ganze Arm ist abgemagert, die Gelenke nicht angeschwollen. Armbäder mit Zusatz von Seife, Einreibungen von *Ungt. Kali jodati* und hydropathische Einwickelungen beseitigten die Empfindlichkeit des Ellenbogen- und Handgelenks fast vollständig.

24. Mai. Subcutane Resection des Ellenbogengelenks. Nachdem Pat. narcotisirt worden, versuchte ich zuerst durch Händekraft die Ankylose zu trennen. Dies gelang in Bezug auf Pro- und Supination fast vollständig; unter einem gelinden Krachen wurde der Kopf des Radius beweglich und liess sich unter einem Reibungsgeräusch um seine Axe drehen. Die Flexion und Extension aber liess sich nicht wiederherstellen, obwohl eine bedeutende Kraft angewandt wurde.

Ich machte nun dicht unterhalb des *Condylus internus humeri*, der Gelenkverbindung der Ulna mit der Trochlea entsprechend, einen $1/4''$ langen Querschnitt bis auf den Knochen, führte in der Mitte desselben den Bohrer ein und quer durch das Gelenk, und führte, wie im vorhergehenden Fall, vom Bohrloch aus die Sägenschnitte nach oben und unten, ungefähr in der Richtung der Gelenkflächen. Hierauf liess sich unter geringer Kraftaufwendung und unter einem starken krachenden Geräusch die Ankylose trennen, und geringe Flexions- und Extensionsbewegungen machen. Das Olecranon war völlig unbeschädigt geblieben und, so viel man wahrnehmen konnte, kein Theil der Gelenkenden zerbrochen.

Der Arm wurde sofort in ein Wasserbad von 15° R. gelegt. Beim Erwachen aus der Narcose klagt Pat. nur über sehr geringe Schmerzen im Ellenbogengelenk. In der folgenden Nacht ruhiger Schlaf.

25. Mai. Die Gegend des Gelenks ist in geringem Grade angeschwollen, doch nicht schmerzhaft bei Druck. Allgemeinbefinden ungestört, kein Fieber — 80 Pulsschläge. Die Temperatur des Wassers wird auf 28° erhöht.

30. Mai. Die Wunde ist mit guten Granulationen ausgefüllt und diese mit einer dünnen Schicht dicklichen Eiters bedeckt, es lässt sich aber kein Eiter aus der Tiefe ausdrücken. Das Allgemeinbefinden ist völlig ungestört. Es werden heute Bewegungen im Wasserbade angestellt, sowohl Supination und Pronation, als Flexion und Extension. Alle diese Bewegungen sind, in geringen Curven ausgeführt, schmerzlos, sobald sie jedoch forcirt werden, sehr schmerzhaft.

3. Juni. Pat. macht seit einigen Tagen selbstständige Flexions- und Extensionsbewegungen im Wasserbade. Das Gelenk ist immer noch ein wenig angeschwollen, aber völlig schmerzlos. Die Eiterung der Wunde ist gleich Null. Es wurden daher heute Bewegungen im Gelenk unter Chloroformnarcose angestellt. Es stellte sich hierbei heraus, dass die Flexion des Vorderarmes eine ganz vollkommene war, die Extension jedoch nur wenig über einen rechten Winkel hinausgeführt werden konnte. Pro- und Supination ist fast vollkommen, jedoch mit starkem Reibungsgeräusch verbunden.

15. Juni. Nach den Bewegungen war eine ödematöse Anschwellung des Armes und der Hand eingetreten, welche jedoch nach einigen Tagen wieder abnahm. Die Wunde ist vollständig vernarbt. Der Arm wird täglich auf mehrere Stunden aus dem Wasserbade genommen und mit Flanellbinden eingewickelt.

16. Juni. Unter Chloroformnarcose werden Bewegungen angestellt, und es gelingt diesesmal auch die Extension des Vorderarmes beinahe vollständig zu machen. Nach dieser Operation folgten lebhafte Schmerzen im Gelenk: Wasserbad.

24. Juni. Die nach den letzten Bewegungen eingetretene, ziemlich bedeutende Anschwellung des Armes hat wieder abgenommen. Eine neue Oeffnung der Wunde ist nicht eingetreten.

19. Juli. Bewegungen in der Chloroformnarcose sind seitdem noch zweimal angestellt worden, jedesmal mit nachfolgenden lebhaften Schmerzen und leichtem Oedem des Armes. Wir veranlassten nun die Patientin, zum Gebrauch der Moorbäder nach dem nahen Freienwalde zu gehen.

25. August. Die Patientin stellte sich uns heute wieder vor.

Die Anschwellung des Gelenks ist nach Gebrauch von 24 Moorbädern vollständig verschwunden, ebenso die Empfindlichkeit der Gelenke gegen Druck. Die selbstständige Flexion geht bis zum spitzen Winkel, so dass Pat., ohne den Kopf zu neigen, die Hand an den Mund führen kann, die Extension bis zum Winkel von 120°. Diese Bewegungen sind vollkommen glatte und geräuschlose, als ob normale Gelenkflächen sich auf einander bewegten. Die Pro- und Supination ist noch ziemlich unvollständig, und nicht ohne Schmerzen und Reibungsgeräusch auszuführen. Die Moorbäder werden fortgesetzt.

VI. Carcinoma medullare patellae. Exstirpation der Patella. Resection der Gelenkenden. Heilung.

Ruge Wasserberg, eine kräftig gebaute Frau von 24 Jahren, aus Warschau, wurde am 18. Juni d. J. in die Klinik aufgenommen. Sie ist von gesunden Eltern geboren und hat, abgesehen von einer in den Kinderjahren bestandenen Augenentzündung, sich stets der besten Gesundheit erfreut. In ihrem 12. Jahre that sie einen Fall auf das rechte Knie, worauf eine unbedeutende Anschwellung folgte, die sich unter Anwendung von äusseren und inneren Mitteln nach einiger Zeit vollständig verlor. Im 13. Jahre menstruirt, entwickelte sie sich zum blühenden Mädchen, verheirathete sich und gebar 5 gesunde Kinder, das jüngste vor 6 Wochen. Vor 2 Jahren empfand sie zuerst des Nachts ohne bekannte Veranlassung Schmerzen im Kniegelenk, und dieses fing sehr allmälig zu schwellen an. Seit $1\frac{1}{2}$ Jahren war sie nicht mehr im Stande den Unterschenkel zu beugen, doch hinkte sie noch umher. Die Geschwulst im Bereich der Patella entwickelte sich besonders rasch während der letzten Schwangerschaft. Vor 6 Wochen, während des letzten Wochenbettes, öffnete sich die Geschwulst und entleert täglich viel blutiges Serum. In den letzten Wochen sind heftige Schmerzen aufgetreten, die ihr Nachts den Schlaf rauben.

Das rechte Kniegelenk ist im Ganzen sehr wenig geschwollen, dagegen nimmt eine fast kindskopfgrosse Geschwulst die Stelle der Patella ein. Die Geschwulst hat eine rundliche, nach oben zugespitzte Form und so weiche Consistenz, dass sie an mehreren Stellen Fluctuation simulirt. Die Haut auf derselben ist verdünnt, von einem bläulich durchscheinenden Venennetz durchzogen, in ihrer Farbe übrigens nicht verändert. Auf der Höhe der Geschwulst befindet sich eine etwa $\frac{1}{2}''$ grosse Oeffnung, durch welche röthlichgelbe, fungöse Massen hervorwachsen und eine seröse blutige Flüssigkeit abfliesst. Bei der grossen Empfindlichkeit der Kranken gegen jede Berührung lassen sich die Grenzen der Geschwulst nicht mit Sicherheit bestimmen. Eine Auftreibung der Condylen des Femur und der Tibia ist nicht wahrzunehmen, doch äussert die im höchsten Grade aufgeregte Patientin Schmerzen, wenn man auf diese Theile drückt. Die Inguinaldrüsen der kranken Seite sind in geringem Grade geschwollen, doch nicht empfindlich gegen Druck.

Die Schmerzen in der Geschwulst sind so heftig, dass Patientin fortwährend weint und klagt. Sie verträgt die Lage im Bett nie lange, steht auf, hinkt umher, wobei sie das kranke Bein mit ansetzt. Bei Darreichung von $^1/_4$ Gr. *Morphium acet.* schläft sie Nachts kaum zwei Stunden. Sie ist unfähig, das kranke Bein im Kniegelenk zu flectiren; der Versuch dieses auszuführen, erregt sofort die heftigsten Schmerzen und Muskelcontractionen. Fieber ist nicht vorhanden, die Verdauung regelmässig, Appetit gering, die Respirationsorgane gesund, das Aussehen und die Ernährung vollkommen gut.

21. Juni. Operation. Als Patientin narcotisirt war, zeigte es sich, dass die Beweglichkeit im Kniegelenk nicht aufgehoben war, und dass die Geschwulst von der Knochensubstanz der Patella ausging. Die Geschwulst sammt der Kniescheibe liess sich daher auch seitlich hin und her schieben. Auftreibung der Gelenkenden des Femur und der Tibia war nicht zu entdecken. Ich beschloss daher die isolirte Exstirpation der Patella; dabei musste ein grosser Theil der Hautdecken an der Vorderseite des Kniegelenks mit entfernt werden, weil dieselben in die Entartung der Kniescheibe mit hineingezogen waren.

Die Geschwulst wurde von zwei halbmondförmigen Schnitten umgeben, deren Enden sich oben auf der *Bursa extensorum*, unten auf der *Tuberositas tibiae* berührten, das Gelenk geöffnet und nun die entartete Patella nebst *Tendo extensorius* und *Ligam. patellae* exstirpirt. Aus dem Gelenk floss eine beträchtliche Menge normaler Synovia, die Gelenkflächen waren gesund. Dem Ansatz des *Ligam. patellae* entsprechend pflanzte sich die Geschwulst noch auf die Tibia fort, mit dem Periost derselben fest verwachsen. In der Besorgniss, dass die Epiphyse dieses Knochens von der Degeneration ergriffen sein könnte, resecirte ich dieselbe in der Höhe der Tuberositas. Da ferner die Weichtheile, welche das Gelenkende des Femur umgaben, krank zu sein schienen, wurde auch dieses Gelenkende dicht oberhalb der Condylen resecirt, so dass im Ganzen eine Knochenmasse von 4″ entfernt wurde. Die Gelenkkapsel wurde sorgfältigst exstirpirt. Die Blutung war unbedeutend, nur eine Arterie musste umstochen werden. Die Wunde wird mit lockerer Charpie leicht ausgefüllt und an ihren Endpunkten durch einige Suturen vereinigt. Einwickelung mit nasser Binde, Lagerung der Extremität auf einer breiten Holzschiene, kalte Ueberschläge, Abends *Morphii acet.* gr. $^1/_4$.

22. Juni. Patientin hat die Nacht gut geschlafen, fiebert am Morgen lebhaft mit bedeutender Steigerung der Temperatur, lebhaftem Durst und einem Pulse von 148 Schlägen.

23. Juni. Patientin wird narcotisirt, der Verband entfernt und die Extremität in das Wasserbad gelegt (vergl. den Holzschnitt). Es fliesst ziemlich viel Serum aus der Wunde, weshalb das Wasser schon am Abend erneuert wird.

24. Juni. Der Schlaf war in der Nacht weniger gut. Nach der gestrigen Anwendung des Chloroforms ist mehrfach Erbrechen eingetreten. Die Pulsfrequenz ist seit Anwendung des Wasserbades von 25° bedeutend vermindert (von 120 auf 105 Schläge). Appetit fehlt, Patientin

ist frei von Schmerzen, fürchtet aber jede Bewegung des Körpers, weil dadurch Schmerzen entstehen.

26. Juni. Die Temperatur des Bades ist seit gestern auf 27° erhalten. Die Wunde hat sich bereits gereinigt, unter profuser Eiterung wachsen üppige Granulationen hervor. Pulsfrequenz Morgens 95, Abends 116—120; keine merkbare Erhöhung der Temperatur. Guter Appetit hat sich bereits eingestellt.

29. Juni. Die ganze, sehr grosse Wundfläche ist mit üppigen Granulationen bedeckt, die man erst zu Gesicht bekömmt, wenn man die sie bedeckende rahmähnliche Exsudatschicht mittelst eines Wasserstrahls entfernt. An den Sägeflächen der Knochen sind noch durchaus keine Granulationen wahrzunehmen; das untere Ende des Femur sieht 2" weit aus der Granulationsfläche hervor. Appetit gut, Schlaf ziemlich ruhig, keine Schmerzen; nur wenn beim Ablassen des Wassers die Wunde der Luft ausgesetzt wird, klagt Patientin sofort über lebhafte Schmerzen.

11. Juli. Die Ausfüllung der Wunde durch sehr grosse, kräftige Granulationen ist in der rapidesten Weise fortgeschritten, die Eiterung noch stark, das Allgemeinbefinden durchaus befriedigend.

18. Juli. Um den zur Dislocation neigenden Gelenkenden eine günstigere Stellung zu geben, wird das Wasserbad entfernt, die Extremität mit Flanellbinden eingewickelt, eine untere und zwei seitliche Holzschienen angelegt und das Bein zwischen Sandsäcken gelagert. Charpieverband der Wunde.

23. Aug. Die Wunde ist bis auf einen schmalen Granulationsstreifen geheilt, von einer Callusbildung zwischen den Resectionsflächen jedoch noch keine Spur wahrzunehmen.

VII. Grosses Fibroid an der äusseren Seite des Kniegelenks und der Wade. Exstirpation der Geschwulst mit Eröffnung des Kniegelenks. Ausgedehnte Zellgewebs-Necrose und Verjauchung mit tödtlichem Ausgange am 21. Tage nach der Operation.

v. L., 32 Jahre alt, von nicht sehr kräftigem Körperbau, doch stets gesund, wurde am 9. Juli d. J. in die Klinik aufgenommen. Bereits im Winter 1849 hatte ich dem jungen Mann ein grosses Fibroid aus der *Incisura ischiadica* und ein kleineres in der Nähe des *Capitulum fibulae* rechter Seite aufsitzendes exstirpirt, und die Beschreibung dieses Falls in der Deutschen Klinik 1850 S. 198 gegeben. Bei seinem Abgang aus der Klinik bemerkte ich dem Pat., dass es mein Wunsch sei, ihn von Zeit zu Zeit untersuchen zu können, indem kleine Reste der Geschwulst zurückgeblieben waren, die ich, aus Furcht die Gelenkkapsel zu eröffnen, vom hinteren Faserbande des *Capitulum fibulae* nicht rein zu entfernen gewagt hatte. Auch zeigte sich bereits im Sommer 1850 nach hinten vom Köpfchen des Wadenbeins ein kleines Recidiv, welches vom Pat. nicht weiter beachtet wurde, da es den freien Gebrauch des Beins in keiner Weise behinderte. Die Geschwulst war nun langsam, aber gleichmässig fortgewachsen, hatte aber so wenig Beschwerden verursacht, dass er bis auf die neueste Zeit seinen anstrengenden Dienst zu verrichten im Stande gewesen war. Erst gegen Ende Juni d. J. sah ich den Kranken wieder, der mir in grosser Aufregung eröffnete, dass er sich einer neuen Operation unterwerfen müsse.

Die Geschwulst reichte nunmehr vom Köpfchen des Wadenbeins nach aufwärts bis zur Höhe des oberen Randes der Kniescheibe, nahm die Wadenmuskeln im Bereich des oberen Drittheils des Unterschenkels vollständig ein, erfüllte die ganze Kniekehle bis zur Innenseite des Gelenks und sass am *Condylus externus femoris* nach hinten zu vollkommen unbeweglich auf. Die mehr flache Geschwulst ist überall hart und fest anzufühlen, von leicht unebener Oberfläche, und theils von der weit ausgewachsenen früheren Exstirpationsnarbe, theils von gesunder Haut bedeckt. In den Wadenmuskeln, wie auch nach der Innenseite des Kniegelenks zu erscheint die Geschwulst von der gesunden Umgebung scharf abgegrenzt, übrigens vollkommen unbeweglich. Gegen Druck ist dieselbe unempfindlich, doch scheint sie durch Druck auf die Kniekehle in der letzten Zeit erhebliche Beschwerden verursacht zu haben, worüber Pat. jedoch nur sehr unbestimmte Angaben macht. Das Kniegelenk erweist sich als vollständig gesund; der Unterschenkel kann vollkommen gestreckt, jedoch nicht ganz bis zum rechten Winkel gebeugt werden.

Höchst unangenehm überrascht durch diesen Befund, eröffnete ich dem Pat., dass die Exstirpation der Geschwulst, wegen ihres tiefen Sitzes in der Kniekehle, wahrscheinlich unausführbar sei, und dass ich ihm die Amputation des Oberschenkels anrathen müsse, mit welcher nicht zu säumen sei, weil die Geschwulst in der letzten Zeit am Oberschenkel höher hinaufgewachsen war. Der junge Mann erwiederte, dass er den ungewissen Chancen der Exstirpation sich zu unterwerfen bereit sei, die Amputation aber niemals zulassen werde.

9. Juli. Operation. Zwei grosse elliptische Schnitte umschrieben die mit der Geschwulst fest verwachsene Exstirpationsnarbe. Dann wurde die Haut von der Geschwulst abpräparirt, und die Exstirpation aus der Tiefe theils mit der Scheere, theils mit dem Messer verrichtet, was wegen der festen Verwachsung sehr beschwerlich war. Ein grosser Theil des *M. gastrocnemius* und *Soleus* war von dem Fibroid durchwachsen und musste entfernt werden; das *Capitulum fibulae* wurde auf der Fläche resecirt. Die grössten Schwierigkeiten boten sich mir bei Exstirpation der Geschwulst aus der Kniekehle dar; der *M. biceps femoris* musste, so weit er von der Geschwulst durchwachsen war, durchnitten und diese aus der Tiefe der Kniekehle herauspräparirt werden.

Die Verletzung des *Nerv. popliteus* und der grossen Gefässe, mit denen die Geschwulst in naher Berührung stand, wurde glücklich vermieden, dagegen gelang es mir nicht, die sehr innige Verwachsung derselben mit der Gelenkkapsel zu trennen, ohne diese zu eröffnen.

Während ich das Fibroid von der Gelenkkapsel, der hinteren Fläche des *Condylus externus* gegenüber, mit der grössten Behutsamkeit lospräparirte, entstand in derselben plötzlich eine Zweigroschenstück-grosse Oeffnung, und die Gelenkfläche des *Condylus externus* wurde sichtbar. Wahrscheinlich war an dieser Stelle die Gelenkkapsel von der Geschwulst gänzlich durchwachsen gewesen. Der *Nerv. peroneus* wurde während der Operation nicht gesehen; die von mir sehr gefürchtete Verletzung desselben hatte aber nicht stattgefunden, wie es sich später zeigte.

Die Wunde ward oben und unten durch Knotennähte vereinigt, in der Mitte mit geölter Charpie leicht bedeckt, das Gelenk mit einer nassen Binde umwickelt und sofort in ein Wasserbad von 18° R. (s. d. Holzschnitt) gelegt. Der Blutverlust war unbedeutend gewesen und der Kranke nicht erschöpft. Abends klagte Pat. nicht über erhebliche Wundschmerzen. Die Temperatur des Wasserbades hat sich von selbst bis auf 27° gesteigert.

10. Juli. Ungeachtet zweier Gaben *Morph. acetic.* ist doch nur wenig Schlaf in der vergangenen Nacht eingetreten. Puls 104. Der Verband wird im Wasserbade entfernt und das Wasser durch reines von 28° R. ersetzt.

11. Juli. Pat. ist die ganze Zeit über frei von Schmerzen gewesen, hat die Nacht mit wenigen Unterbrechungen geschlafen. Die Wunde lässt sich bei der Lage der Extremität nicht übersehen; das Kniegelenk ist leicht geschwollen, gegen Druck etwas empfindlich, undeutlich fluctuirend. Der fehlende Stuhl wird durch ein Clysma befördert.

15. Juli. Das Allgemeinbefinden des Pat. ist durchaus befriedigend, Puls 96 und darunter, guter Schlaf und Appetit. Die trägen Stuhlentleerungen erheischen zeitweise Anwendung von Clysmata. Die grosse Wunde ist grösstentheils mit üppigen Granulationen ausgefüllt, an einzelnen Stellen noch Stücke necrotisirten Bindegewebes haftend. Anschwellung und Empfindlichkeit des Gelenks eher vermindert. Pat. ist durchaus frei von Schmerzen, klagt aber jedesmal sehr, wenn beim Ablassen des Wassers die Wunde von der Luft berührt wird.

20. Juli. Der allgemeine und örtliche Zustand liess bis dahin nichts zu wünschen übrig. Die ganze Wunde war mit den üppigsten Granulationen ausgefüllt und secernirte sehr reichlich, die Fluctuation der Gelenkkapsel vielleicht etwas stärker. Der ganze Unterschenkel zeigt sich mehr angeschwollen, ohne jedoch schmerzhaft zu sein. Durch Druck der unteren Manschette war eine kleine oberflächliche Necrose der Haut entstanden. Um jeden Druck zu vermeiden, wurde der Apparat entfernt und die ganze Extremität in eine lange Zinkwanne gelegt, so dass nur der Oberschenkel von einer Caoutchoukmanschette umgeben war.

In den letzten Tagen war der junge Mann, ohne zu fiebern, auffallend trübe gestimmt gewesen. Ich hegte starken Verdacht, dass Familienverhältnisse ihn niederdrückten, konnte aber in dieser Beziehung nichts erfahren. Plötzlich stellte sich ein heftiger Schüttelfrost, mit nachfolgendem Schweiss und gesteigerter Pulsfrequenz ein. Am Unterschenkel, nach innen von der Tibia, hatte sich eine ausgedehnte Fluctuation entwickelt, welche bis gegen die Kniekehle hinaufreichte. Sofort wurden mehrere Einschnitte gemacht und eine grosse Quantität sehr übelriechenden Exsudats mit Gas und Fetzen necrotisirten Bindegewebes gemischt ausgeleert. *Chinin. sulphuric.* in Auflösung; Wein.

24. Juli. Ein Schüttelfrostanfall ist nicht wiedergekehrt, doch fiebert Pat. bei einem Pulse von 110—120. Die Verjauchung des Unterhautzellgewebes ist durch die Einschnitte nicht sistirt worden; es lässt sich vielmehr eine Menge Gas mit Eiter vermischt aus den Einschnitten, deren Ränder brandig geworden sind, ausdrücken, und die Haut des Unterschenkels erscheint in grosser Ausdehnung geröthet. Gern hätte ich nun das Wasserbad entfernt; der Pat. aber klagte sofort über die lebhaftesten Schmerzen, sobald das Wasser abgelassen wurde, und verlangte dringend die Erneuerung desselben. An die Amputation des Oberschenkels durfte ich, bei der mir bekannten Charakterfestigkeit des Pat., auch jetzt nicht denken. In den folgenden Tagen zeigte sich nun auch oberhalb des Kniegelenks, im Bereich des *Vastus externus,* eine Fluctuation, durch deren Eröffnung eine Menge Eiter ausgeleert wurde. Die Kräfte des Pat. sanken nun rasch bei völligem Appetitmangel und ausgedehnter Aphtenbildug in der Mund- und Rachenhöhle, und es erfolgte am 31. Juli der Tod unter den Erscheinungen einer vollständigen Erschöpfung.

Die Section ergab eine vollständige Vereiterung des Kniegelenks, Ablösung der Gelenkknorpel und Zerstörung des Meniscus; von dem Gelenk ausgehend eine ausgedehnte Verjauchung des intermuskulären und Unterhautzellgewebes am Unter- wie am Oberschenkel. Die grossen Gefässe der Extremität waren in ihrem ganzen Verlauf gesund, von Pyämie nirgend eine Spur aufzufinden, alle Organe der Brust- und Bauchhöhle von normaler Beschaffenheit.

FSC
www.fsc.org
MIX
Papier | Fördert gute Waldnutzung
FSC® C083411

Zeitfracht Medien GmbH
Ferdinand-Jühlke-Straße 7
99095 Erfurt, Deutschland
produktsicherheit@kolibri360.de